Soins Infirmiers

En

Cardiologie

Le guide Complet

ALEXANDRE CAREWELL

Table des matières

Introduction   11

- Le rôle essentiel de l'infirmier en   11
  cardiologie.

- Brève présentation de la cardiologie :   12
  ses défis et ses avancées.

Chapitre 1 : L'anatomie et la physiologie   15
du cœur

- Le cœur : structure et fonction.   15

- Les grandes pathologies cardiaques :   17
  angine de poitrine, insuffisance
  cardiaque, infarctus.

- Les principaux symptômes à   19
  reconnaître.

Chapitre 2 : Le quotidien de l'infirmier en   22
cardiologie

- L'importance de l'observation et de   22
  l'écoute.

- La prise en charge des urgences.   24

- Le suivi des patients stabilisés :   26
  techniques et astuces.

Chapitre 3 : Les techniques et   30
interventions en cardiologie

- L'électrocardiogramme : réalisation et interprétation. 30

- Les soins post-intervention : après une chirurgie cardiaque, une angioplastie, etc. 32

- Les techniques de réanimation cardio-pulmonaire. 34

Chapitre 4 : Médicaments et traitements cardiaques 37

- Les principales classes de médicaments : bêta-bloquants, anticoagulants, statines. 37

- Administration et surveillance des effets secondaires. 39

- L'importance de l'éducation du patient. 41

Chapitre 5 : La communication avec le patient cardiaque 44

- L'annonce d'un diagnostic : techniques et recommandations. 44

- L'éducation thérapeutique : donner les clés de la prévention au patient. 46

- La prise en compte de la dimension psychologique : gérer l'anxiété, le stress, la dépression. 49

Chapitre 6 : Les défis éthiques et professionnels 52

- L'accompagnement de fin de vie en cardiologie. 52

- Le travail en équipe : collaboration avec médecins, aides-soignants, etc. 54

- La gestion du stress et de la charge de travail.   57

Chapitre 7 : La formation continue et les perspectives d'avenir   60

- Les spécialisations possibles : rythmologie, chirurgie cardiaque.   60

- L'importance de la mise à jour régulière des connaissances.   62

- Les innovations en cardiologie : les soins de demain.   64

Chapitre 8 : Le bien-être et l'autogestion du patient   67

- Encourager l'activité physique adaptée   67

- Diète cardiosalutaire et nutrition   69

- Gestion du tabagisme, de l'alcool et d'autres facteurs de risque   71

Chapitre 9 : Santé mondiale et cardiologie   74

- Comparaison des pratiques cardiaques dans différents pays   74

- L'infirmier en cardiologie dans le contexte de crises sanitaires mondiales   76

- Collaborations et échanges internationaux   78

Chapitre 10 : Les implications du changement climatique sur la santé cardiaque   81

- Comprendre l'impact des catastrophes naturelles sur les patients cardiaques   81

- Promotion de pratiques durables au sein des services de cardiologie ... 83

Chapitre 11 : Les approches alternatives et complémentaires en cardiologie ... 86

- Exploration des thérapies alternatives telles que l'acupuncture, la méditation, etc. ... 86

- Intégration de ces thérapies dans un plan de soins global ... 88

Conclusion ... 91

- Les satisfactions et les défis du métier d'infirmier en cardiologie. ... 91

- L'importance de la passion et de l'engagement dans cette spécialité médicale. ... 93

Glossaire des termes médicaux. ... 95

Ressources supplémentaires : livres, sites web, associations professionnelles. ... 97

"Le cœur, bien plus qu'une simple pompe, est le carrefour où la science rencontre l'âme et où chaque seconde peut faire la différence."

INTRODUCTION

Le rôle essentiel de l'infirmier en cardiologie

La cardiologie, branche spécialisée de la médecine dédiée au cœur et à ses pathologies, est un domaine en constante évolution. Avec l'avancée de la technologie et des recherches médicales, la prise en charge des affections cardiaques a considérablement évolué. Au centre de cette prise en charge se trouve l'infirmier en cardiologie, un pilier indispensable pour assurer des soins de qualité aux patients cardiaques.

- **Le premier contact du patient** : Souvent, c'est l'infirmier que le patient voit en premier lorsqu'il arrive dans une unité de cardiologie. Que ce soit pour une consultation programmée, une hospitalisation ou une urgence cardiaque, l'infirmier est la première personne à évaluer l'état du patient, à le rassurer et à le préparer pour les examens ou les traitements à venir.
- **La surveillance continue** : Les patients en cardiologie nécessitent une surveillance constante, compte tenu des risques potentiels associés à leurs pathologies. L'infirmier en cardiologie est spécifiquement formé pour détecter tout signe de détérioration ou de complication, comme les arythmies cardiaques, l'insuffisance cardiaque ou les complications post-opératoires.
- **La gestion des traitements et des médicaments** : Outre la surveillance, l'infirmier est également responsable de l'administration de médicaments, souvent vitaux pour le patient cardiaque. Cela nécessite une connaissance approfondie des divers

11

médicaments, de leurs interactions, des dosages appropriés et des effets secondaires possibles.

- **L'éducation et le conseil** : Un élément clé de la récupération et de la prévention en cardiologie est l'éducation du patient. L'infirmier joue un rôle crucial en conseillant les patients sur les changements de mode de vie, en les sensibilisant à l'importance de la médication ou en leur apprenant à reconnaître les signes avant-coureurs d'un problème cardiaque.
- **La collaboration interprofessionnelle** : L'infirmier en cardiologie ne travaille pas seul. Il collabore étroitement avec les cardiologues, les chirurgiens cardiaques, les techniciens de laboratoire, les physiothérapeutes et d'autres professionnels de santé. Cette collaboration assure une prise en charge holistique du patient, où chaque aspect de ses soins est méticuleusement planifié et exécuté.
- **Soutien émotionnel** : Recevoir un diagnostic de maladie cardiaque peut être bouleversant. L'infirmier est souvent le principal soutien émotionnel pour le patient et sa famille, offrant réconfort, écoute et assurance tout au long du parcours de soins.

L'infirmier en cardiologie est bien plus qu'un simple exécutant de tâches médicales. Il est le gardien vigilant de la santé cardiaque, le confident du patient, l'éducateur, le coordinateur des soins et le lien essentiel entre le patient et l'équipe médicale. Dans le monde complexe et en constante évolution de la cardiologie, son rôle est absolument essentiel.

Brève présentation de la cardiologie : ses défis et ses avancées

La cardiologie est la branche de la médecine qui étudie le cœur, son fonctionnement et ses maladies. Elle s'intéresse également aux vaisseaux sanguins et à la circulation sanguine. Avec l'évolution des connaissances médicales, des technologies et des traitements, la cardiologie a connu de profondes métamorphoses, tout en faisant face à des défis constants.

1. Historique de la cardiologie

- Dès l'Antiquité, le cœur était reconnu comme un organe vital, symbolique de la vie elle-même. Avec les siècles, l'étude anatomique et fonctionnelle du cœur a évolué, menant à une meilleure compréhension de sa physiologie.
- Le stéthoscope, inventé au début du 19ème siècle par René Laennec, a marqué un tournant dans le diagnostic des maladies cardiaques, permettant d'écouter directement les sons du cœur.

2. Les avancées majeures en cardiologie

- **Imagerie médicale** : L'invention de techniques telles que l'échocardiographie, l'IRM cardiaque et la scintigraphie cardiaque a révolutionné le diagnostic, offrant des images détaillées du cœur en action.
- **Interventions chirurgicales** : Les techniques chirurgicales sont passées de procédures invasives à des interventions moins intrusives, telles que la chirurgie cardiaque mini-invasive ou la pose de stents.
- **Traitements pharmacologiques** : L'émergence de nouveaux médicaments a transformé la gestion des affections cardiaques, réduisant la mortalité et améliorant la qualité de vie des patients.
- **Rythmologie** : La compréhension et le traitement des arythmies cardiaques ont progressé avec des dispositifs comme les pacemakers ou les défibrillateurs implantables.

3. Les défis actuels de la cardiologie

- **Maladies cardiaques et mode de vie** : L'augmentation des maladies cardiaques liées au mode de vie, comme l'hypertension, l'obésité et le diabète, constitue un défi majeur. La prévention et l'éducation sont essentielles pour inverser cette tendance.
- **Inégalités dans les soins** : Assurer un accès équitable aux traitements de pointe, aux procédures et à l'éducation en matière de santé cardiaque reste un défi, en particulier dans les régions éloignées ou sous-développées.
- **Recherche et développement** : Bien que d'énormes progrès aient été réalisés, la recherche continue est nécessaire pour mieux comprendre les maladies cardiaques, développer de nouveaux traitements et améliorer les méthodes existantes.

La cardiologie, tout en étant un domaine médical en constante évolution, est confrontée à des défis contemporains qui nécessitent des solutions innovantes, une sensibilisation accrue et une collaboration interdisciplinaire. La confluence de la technologie, de la recherche et de la détermination humaine donne toutefois espoir à des avancées encore plus remarquables dans le futur.

Chapitre 1 :
L'ANATOMIE ET LA PHYSIOLOGIE DU CŒUR

Le cœur : structure et fonction.

Le cœur est l'un des organes les plus vitaux du corps humain, agissant comme une pompe qui assure la circulation du sang à travers tout le système circulatoire. Cette circulation continue permet d'apporter de l'oxygène et des nutriments aux tissus et d'éliminer les déchets métaboliques. Voici une exploration de la structure complexe du cœur et de ses fonctions essentielles.

1. Anatomie du cœur

a. Les chambres cardiaques : Le cœur est divisé en quatre chambres principales :

- **Oreillettes** : Ce sont les chambres supérieures du cœur. L'oreillette droite reçoit le sang pauvre en oxygène du corps, tandis que l'oreillette gauche reçoit le sang oxygéné des poumons.
- **Ventricules** : Ce sont les chambres inférieures. Le ventricule droit pompe le sang vers les poumons pour l'oxygénation, tandis que le ventricule gauche le pompe dans tout le corps.

b. Les valves cardiaques : Elles régulent le flux sanguin à travers le cœur, s'assurant qu'il circule dans une seule direction. Il y a quatre valves principales :

- **Valve tricuspide** : Entre l'oreillette droite et le ventricule droit.
- **Valve pulmonaire** : À la sortie du ventricule droit.
- **Valve mitrale (ou bicuspidale)** : Entre l'oreillette gauche et le ventricule gauche.
- **Valve aortique** : À la sortie du ventricule gauche.

15

c. Le myocarde : C'est le tissu musculaire épais du cœur qui permet la contraction cardiaque.

d. Les vaisseaux : Ils entrent et sortent du cœur, permettant la circulation du sang.

- **Veines** : Les principales sont les veines caves (supérieure et inférieure) qui ramènent le sang pauvre en oxygène vers l'oreillette droite.
- **Artères** : L'aorte transporte le sang oxygéné du ventricule gauche vers le reste du corps, et les artères pulmonaires transportent le sang pauvre en oxygène du ventricule droit vers les poumons.

2. Fonction du cœur

a. La pompe cardiaque : Le cœur fonctionne comme une double pompe. La partie droite du cœur (oreillette droite et ventricule droit) pompe le sang vers les poumons, où il est oxygéné. La partie gauche (oreillette gauche et ventricule gauche) reçoit ce sang oxygéné et le pompe dans tout le corps.

b. Rythme cardiaque : Il est régulé par le système de conduction électrique du cœur. Le nœud sino-auriculaire, situé dans l'oreillette droite, génère des impulsions électriques qui déclenchent la contraction des oreillettes, suivie de celle des ventricules.

c. Echange d'oxygène et de nutriments : Le cœur assure la circulation du sang à travers le corps, permettant l'échange d'oxygène, de nutriments, et de déchets métaboliques entre le sang et les tissus.

En somme, le cœur est une structure complexe mais efficace qui assure la survie de l'organisme en maintenant une circulation sanguine constante. Sa santé et son bon fonctionnement sont cruciaux pour la vie de chaque individu.

Les grandes pathologies cardiaques : angine de poitrine, insuffisance cardiaque, infarctus.

Le système cardiovasculaire est essentiel à la survie et au bien-être d'un individu. Cependant, il peut être affecté par une variété de maladies qui peuvent compromettre son fonctionnement. Voici trois des principales pathologies cardiaques, leurs causes, symptômes et traitements.

1. Angine de poitrine (ou angor)

a. Définition : C'est une douleur ou un malaise ressenti au niveau de la poitrine, généralement causé par une diminution de l'apport en oxygène au muscle cardiaque en raison d'une obstruction ou d'un spasme des artères coronaires.

b. Symptômes :
- Douleur thoracique, souvent décrite comme une pression ou une sensation de serrement.
- Irradiation possible de la douleur vers le bras, la mâchoire, le cou ou le dos.
- Essoufflement.
- Nausées, sudation.

c. Causes :
- Athérosclérose (rétrécissement des artères coronaires dû à des dépôts de plaque).
- Spasme coronaire.

d. Traitement :
- Médicaments vasodilatateurs comme la nitroglycérine.
- Bêta-bloquants ou inhibiteurs calciques.
- Procédures comme l'angioplastie pour ouvrir des artères bloquées.

2. Insuffisance cardiaque

a. Définition : C'est une condition où le cœur ne parvient pas à pomper le sang de manière suffisamment efficace pour répondre aux besoins du corps.

b. Symptômes :
- Essoufflement (au repos ou à l'effort).
- Fatigue.
- Œdèmes (gonflement) des jambes, chevilles et pieds.
- Rythme cardiaque irrégulier.
- Augmentation du besoin d'uriner la nuit.

c. Causes :
- Infarctus du myocarde.
- Hypertension artérielle.
- Maladies valvulaires cardiaques.
- Cardiomyopathies (maladies du muscle cardiaque).

d. Traitement :
- Médicaments tels que les diurétiques, bêta-bloquants, inhibiteurs de l'enzyme de conversion de l'angiotensine (IECA) ou les antagonistes des récepteurs de l'angiotensine II.
- Régime pauvre en sel.
- Exercice modéré.
- Dispositifs implantables ou chirurgie pour les cas graves.

3. Infarctus du myocarde (crise cardiaque)

a. Définition : Une crise cardiaque se produit lorsqu'un segment du muscle cardiaque ne reçoit plus suffisamment d'oxygène en raison d'une occlusion d'une artère coronaire, entraînant la mort de ce segment.

b. Symptômes :
- Douleur intense au centre de la poitrine.
- Irradiation de la douleur vers le bras, la mâchoire ou le dos.
- Essoufflement.
- Nausées, vomissements.
- Sudation.
- Pâleur.

c. Causes :
* Athérosclérose.
* Thrombose coronaire (caillot sanguin dans une artère coronaire).
* Spasme coronaire.

d. Traitement :
* Thrombolytiques pour dissoudre les caillots.
* Angioplastie d'urgence.
* Bypass coronarien.
* Médicaments pour réduire les facteurs de risque et prévenir une autre crise cardiaque.

Il est crucial de reconnaître les symptômes de ces pathologies le plus tôt possible et de consulter un médecin rapidement. La prévention, grâce à un mode de vie sain et à la gestion des facteurs de risque, demeure la meilleure approche pour ces maladies cardiaques.

Les principaux symptômes à reconnaître.

Les maladies cardiovasculaires peuvent présenter une variété de symptômes, certains subtils et d'autres plus évidents. Reconnaître ces signes précoces est crucial car une intervention rapide peut faire la différence entre la vie et la mort, ou entre un rétablissement complet et des séquelles permanentes. Voici les principaux symptômes associés aux affections cardiaques à surveiller :

* Douleur thoracique (angor) :
  * Peut être ressentie comme une pression, un serrement, une brûlure ou une lourdeur dans la poitrine.
  * Peut être déclenchée par un effort physique ou une situation stressante et souvent soulagée par le repos ou la nitroglycérine.

- Douleur irradiante :
  - La douleur peut se propager depuis la poitrine vers les épaules, les bras (souvent le bras gauche), le cou, la mâchoire, le dos ou l'estomac.
- Essoufflement :
  - Difficulté à respirer ou sensation de manquer d'air, surtout lors d'un effort ou en position allongée.
  - Peut être associé à une insuffisance cardiaque ou d'autres affections cardiaques.
- Œdèmes :
  - Gonflement des pieds, des chevilles, des jambes ou de l'abdomen causé par une accumulation de liquide, souvent lié à l'insuffisance cardiaque.
- Fatigue :
  - Sentiment de faiblesse ou d'épuisement constant qui ne s'explique pas par une suractivité ou d'autres causes.
- Palpitations :
  - Sensation que le cœur bat trop vite, saute des battements ou bat de manière irrégulière.
- Syncope ou étourdissements :
  - Perte de conscience ou sensation de vertige, parfois due à des irrégularités du rythme cardiaque ou à d'autres problèmes cardiaques.
- Sueurs froides :
  - Transpiration excessive sans cause apparente, en particulier si elle est accompagnée d'autres symptômes cardiaques.
- Nausées, vomissements ou indigestions :
  - Ces symptômes, surtout s'ils sont associés à une douleur thoracique, peuvent indiquer une crise cardiaque.

- Augmentation du besoin d'uriner la nuit :
- Un besoin plus fréquent d'uriner la nuit peut être un signe d'insuffisance cardiaque.
- Toux persistante ou sifflements :
- Une toux qui produit une mousse blanche ou rose peut être un signe d'insuffisance cardiaque.

Il est important de noter que tous ces symptômes ne signifient pas nécessairement qu'une personne a une maladie cardiaque, mais s'ils sont nouveaux, inhabituels ou s'aggravent, il est essentiel de consulter un professionnel de santé. En outre, certaines personnes, en particulier les femmes, les personnes âgées et les diabétiques, peuvent présenter des symptômes atypiques ou subtiles d'affections cardiaques.

Chapitre 2 :
LE QUOTIDIEN DE
L'INFIRMIER EN CARDIOLOGIE

L'importance de l'observation
et de l'écoute.

L'observation et l'écoute sont deux compétences fondamentales pour tous les professionnels de la santé, y compris pour ceux qui travaillent dans la cardiologie. Ces compétences jouent un rôle essentiel dans le diagnostic, le traitement et la prise en charge globale du patient. Voici pourquoi elles sont si cruciales :

1. Établissement d'une relation de confiance
   - **L'écoute active** : Elle donne au patient le sentiment d'être entendu et compris. Cela renforce la confiance entre le soignant et le soigné, ce qui est essentiel pour une communication ouverte et honnête.
   - **Observation attentive** : Elle permet au professionnel de la santé de détecter des signes non verbaux de détresse ou d'inconfort, qui peuvent ne pas être exprimés verbalement par le patient.

2. Précision du diagnostic
   - **Collecte d'informations** : En écoutant attentivement les antécédents médicaux, les symptômes et les inquiétudes du patient, le professionnel peut recueillir des informations essentielles pour établir un diagnostic précis.
   - **Détecter des symptômes subtils** : L'observation permet de reconnaître des symptômes qui peuvent passer inaperçus lors d'un examen physique, tels que

la pâleur, la cyanose (bleuissement de la peau) ou des œdèmes subtils.

3. Planification du traitement
   - **Comprendre les besoins et préférences du patient** : L'écoute permet de connaître les préoccupations, les besoins et les préférences du patient, facilitant ainsi la planification d'un traitement adapté et personnalisé.
   - **Évaluation de la conformité** : En observant le comportement du patient et en écoutant ses feedbacks, le professionnel de santé peut évaluer dans quelle mesure le patient suit le traitement prescrit et y adhère.

4. Détection précoce des complications
   - **Surveillance continue** : Une observation minutieuse peut aider à détecter des changements dans l'état du patient, permettant une intervention précoce en cas de complications.
   - **Feedback des patients** : Les patients peuvent exprimer des symptômes ou des préoccupations qu'ils n'auraient pas mentionnés lors de l'examen initial. L'écoute active peut permettre d'identifier ces problèmes avant qu'ils ne s'aggravent.

5. Éducation et sensibilisation des patients
   - **Comprendre les préoccupations du patient** : L'écoute active permet de cerner les domaines où le patient pourrait avoir besoin de plus d'informations ou de soutien.
   - **Observation des réactions** : En observant comment un patient réagit à certaines informations, le professionnel de santé peut adapter son approche éducative pour répondre aux besoins spécifiques du patient.

L'observation et l'écoute sont bien plus que de simples compétences de communication. Dans le monde de la cardiologie, comme dans d'autres domaines médicaux, elles sont essentielles pour fournir des soins centrés sur le patient, efficaces et adaptés à chaque individu.

La prise en charge des urgences.

Les urgences cardiaques figurent parmi les situations médicales les plus critiques, nécessitant une intervention rapide, efficace et bien coordonnée. La prise en charge appropriée des urgences peut faire la différence entre la vie et la mort, le rétablissement complet et les séquelles permanentes. Voici comment ces urgences sont généralement abordées:

1. Reconnaissance et Évaluation initiale:
a. Tri d'urgence:
- Dès l'arrivée du patient, une évaluation rapide est effectuée pour déterminer la gravité de la situation.
b. Évaluation vitale:
- Vérification des signes vitaux (pression artérielle, pouls, respiration, température).
- Surveillance de l'ECG pour identifier les anomalies du rythme cardiaque.
c. Interrogatoire rapide:
- Recueil d'informations sur les symptômes actuels, les antécédents médicaux, les médicaments pris et les allergies.

2. Stabilisation:
a. Voies d'accès:
- Pose d'une voie veineuse périphérique pour administrer médicaments et liquides.

b. Oxygénothérapie:
* Fourniture d'oxygène via un masque ou une canule nasale pour augmenter la saturation en oxygène.
c. Médication:
* Administration de médicaments pour soulager la douleur, stabiliser le rythme cardiaque ou dilater les artères coronaires.

3. Diagnostic:
a. Electrocardiogramme (ECG):
* Essentiel pour diagnostiquer un infarctus du myocarde ou d'autres troubles du rythme.
b. Tests sanguins:
* Recherche de marqueurs cardiaques (comme la troponine) pour identifier une lésion du muscle cardiaque.
c. Radiographie thoracique:
* Peut être effectuée pour éliminer d'autres causes de douleur thoracique, comme une pneumothorax.
d. Echographie cardiaque:
* Pour évaluer la fonction cardiaque et identifier d'éventuelles anomalies structurelles.

4. Intervention:
a. Réanimation cardiopulmonaire (RCP):
* En cas d'arrêt cardiaque.
b. Défibrillation:
* Utilisation d'un défibrillateur en cas de rythmes cardiaques mortels.
c. Angioplastie et pose de stent:
* En cas d'infarctus du myocarde pour restaurer le flux sanguin dans les artères obstruées.
d. Chirurgie:
* Comme le pontage coronarien, dans les situations où plusieurs artères sont obstruées ou si d'autres méthodes ne sont pas appropriées.

5. Surveillance et récupération:
a. Unité de soins intensifs (USI):
  - Les patients présentant des urgences cardiaques peuvent être admis en USI pour une surveillance étroite et continue.
b. Médicaments:
  - Les médicaments pour prévenir d'autres événements cardiaques, améliorer la fonction cardiaque et traiter les facteurs de risque peuvent être prescrits.
c. Réadaptation cardiaque:
  - Programme supervisé pour aider les patients à retrouver leur niveau d'activité antérieur.

6. Éducation et prévention:
  - Les patients reçoivent des informations sur les modifications du mode de vie, la prise de médicaments, la reconnaissance des symptômes et la nécessité de suivis réguliers.

La prise en charge des urgences en cardiologie nécessite une collaboration étroite entre plusieurs spécialistes, notamment les cardiologues, les chirurgiens cardiaques, les infirmiers spécialisés, les techniciens et bien d'autres. Une prise en charge rapide, cohérente et basée sur des protocoles éprouvés est essentielle pour garantir les meilleures chances de survie et de récupération pour le patient.

Le suivi des patients stabilisés : techniques et astuces.

Le suivi des patients stabilisés après un événement cardiaque est essentiel pour assurer une récupération complète, prévenir d'autres événements et gérer les facteurs de risque sous-jacents. Voici des techniques et des astuces pour un suivi efficace :

1. Planification de visites régulières :
   - **Fréquence des rendez-vous :** La fréquence des suivis dépend de la gravité de la maladie cardiaque et des recommandations du cardiologue. Les visites initiales peuvent être plus fréquentes, s'espaçant avec le temps.

2. Surveillance médicale :
   - **Contrôles réguliers de l'ECG :** Pour surveiller toute irrégularité du rythme cardiaque.
   - **Échocardiographie :** Elle permet de suivre la fonction et la structure du cœur.
   - **Tests sanguins :** Ils sont utiles pour surveiller les lipides, la glycémie, les fonctions rénale et hépatique, ainsi que d'autres indicateurs pertinents.

3. Gestion des médicaments :
   - **Organiseurs de pilules :** Ils aident les patients à se souvenir de leurs médicaments quotidiens.
   - **Tenir un journal de médication :** Cela peut aider à surveiller les effets secondaires ou à identifier les médicaments qui nécessitent un ajustement.
   - **Consultation régulière avec un pharmacien :** Pour revoir les médicaments, discuter des interactions possibles et optimiser la thérapie médicamenteuse.

4. Éducation du patient :
   - **Fournir des ressources écrites :** Les brochures, livres et autres ressources peuvent aider les patients à comprendre leur état.
   - **Groupes de soutien :** Ils peuvent offrir un espace pour partager des expériences et apprendre d'autres patients.

5. Inciter à un mode de vie sain :
- **Suivi diététique :** Encouragez les consultations avec un diététicien pour élaborer un plan alimentaire adapté.
- **Programmes de réadaptation cardiaque :** Ils combinent exercice physique, éducation et soutien pour améliorer la santé cardiaque.
- **Encourager l'arrêt du tabac :** Proposez des ressources et des soutiens pour ceux qui souhaitent arrêter de fumer.

6. Communication :
- **Ouvrir les voies de communication :** Assurez-vous que le patient sait comment et quand vous contacter en cas de symptômes ou de préoccupations.
- **Utilisation de la technologie :** Des applications ou des portails de patients peuvent aider au suivi, à la prise de rendez-vous et à la communication.

7. Évaluation psychologique :
- **Surveillance de la santé mentale :** Les événements cardiaques peuvent avoir un impact émotionnel. Une évaluation régulière de l'humeur et du bien-être émotionnel est essentielle.
- **Orientation vers un psychologue ou un psychiatre :** Pour ceux qui ont besoin d'une assistance supplémentaire pour gérer le stress, la dépression ou l'anxiété.

8. Implication de la famille :
- **Éducation de la famille :** Aider les membres de la famille à comprendre la condition et les besoins du patient.
- **Incorporer les soignants :** Si le patient a un soignant, impliquez-le dans les décisions et les plans de soins.

Astuce : Il est essentiel de personnaliser l'approche de suivi pour chaque patient. Certains peuvent nécessiter un soutien accru, tandis que d'autres peuvent être plus indépendants. Le secret du succès réside dans une communication ouverte, une éducation continue et une collaboration étroite entre le patient, sa famille et l'équipe médicale.

Chapitre 3 :
LES TECHNIQUES ET
INTERVENTIONS EN CARDIOLOGIE

L'électrocardiogramme :
réalisation et interprétation.

L'électrocardiogramme (ECG) est un outil de diagnostic essentiel en cardiologie qui enregistre l'activité électrique du cœur sur une période de temps. Sa réalisation et son interprétation requièrent une formation spécifique, mais voici un aperçu simplifié pour une meilleure compréhension.

<u>1. Réalisation de l'ECG</u>
a. Préparation du patient :
  • Le patient doit être à l'aise, généralement allongé.
  • La peau est nettoyée pour assurer une bonne conduction.
b. Placement des électrodes :
  • 12 électrodes sont placées sur le torse, les bras et les jambes du patient.
  • Ces électrodes détectent les impulsions électriques générées par le cœur.
c. Enregistrement :
  • Le patient doit rester immobile pendant l'enregistrement.
  • L'ECG trace l'activité électrique sur du papier graphique ou sur un écran digital.

<u>2. Interprétation de l'ECG</u>
a. Comprendre les ondes :
  • **Onde P :** Représente la dépolarisation des oreillettes (contraction).

- **Complexe QRS :** Représente la dépolarisation des ventricules.
- **Onde T :** Correspond à la repolarisation des ventricules (relaxation).

b. Rythme cardiaque :
- En comptant le nombre de complexes QRS sur une durée de 10 secondes et en multipliant par 6, on obtient la fréquence cardiaque par minute.

c. Analyse du rythme :
- L'intervalle régulier entre les complexes QRS indique un rythme cardiaque régulier.
- Si ce n'est pas le cas, le rythme est irrégulier.

d. Identification des anomalies :
- **Infarctus :** Peut être suggéré par des élévations ou dépressions spécifiques du segment ST.
- **Hypertrophie ventriculaire :** Modifie la forme et l'amplitude des ondes.
- **Troubles du rythme :** Comme la fibrillation auriculaire, la tachycardie ventriculaire, etc.

e. Intervalle PR et QT :
- Mesure du début de l'onde P jusqu'au début du complexe QRS (PR) et du début du complexe QRS jusqu'à la fin de l'onde T (QT).
- Ces intervalles peuvent indiquer des anomalies dans la conduction électrique.

3. Importance clinique

L'ECG peut aider à diagnostiquer diverses conditions, telles que :
- Ischémie ou infarctus myocardique.
- Troubles du rythme cardiaque.
- Hypertrophie ventriculaire ou auriculaire.
- Anomalies électrolytiques.
- Effets secondaires de médicaments.

- Bien que l'ECG soit un outil précieux, il peut ne pas capter des anomalies intermittentes. D'autres tests, comme le moniteur Holter (ECG sur 24 heures), peuvent être nécessaires.
- L'ECG donne une vue instantanée. Il doit être interprété dans le contexte des symptômes du patient et d'autres examens.

L'ECG est un élément fondamental du diagnostic cardiaque. Sa réalisation correcte et une interprétation précise sont cruciales pour fournir des soins de qualité aux patients atteints de pathologies cardiaques. Une formation approfondie est essentielle pour les professionnels de santé qui utilisent cet outil.

Les soins post-intervention : après une chirurgie cardiaque, une angioplastie, etc.

La phase post-intervention est cruciale dans la récupération d'un patient après une intervention cardiaque. Une prise en charge appropriée peut prévenir les complications, favoriser une récupération rapide et assurer une réadaptation efficace.

1. Soins post-chirurgie cardiaque (par exemple, pontage coronarien)
a. Surveillance immédiate :
- Surveillance continue des signes vitaux (tension, pouls, saturation en oxygène).
- Monitoring ECG pour déceler les irrégularités du rythme.
- Gestion de la douleur.
b. Gestion des drains et des sondes :
- Surveillance et vidange des drains thoraciques.

- Contrôle de la sonde urinaire.

c. Mobilisation précoce :
- Encourager le patient à s'asseoir, puis à marcher progressivement.
- Exercices respiratoires pour prévenir les complications pulmonaires.

d. Education :
- Conseils sur l'hygiène de la plaie.
- Gestion de la douleur et des médicaments.

2. Soins après une angioplastie coronarienne (avec ou sans pose de stent)

a. Surveillance du point d'insertion :
- Vérifier régulièrement la présence de saignements ou d'hématomes.
- Assurer une compression appropriée.

b. Repos au lit :
- Le patient doit rester allongé pendant une période spécifiée, surtout si l'angioplastie a été réalisée par l'artère fémorale.

c. Hydratation :
- Encourager le patient à boire pour éliminer le produit de contraste utilisé pendant la procédure.

d. Education :
- Informer sur les signes d'infection ou de complications.
- Expliquer l'importance de prendre des médicaments antiplaquettaires.

3. Complications à surveiller

a. Complications cardiaques :
- Arythmies.
- Ischémie ou infarctus.

b. Complications pulmonaires :
- Atelectasie, pneumonie, épanchement pleural.

c. Complications liées à la plaie/incision :
- Infection.
- Saignement.

- Hématome.

d. Autres complications :
- Insuffisance rénale due au produit de contraste.
- AVC ou attaque ischémique transitoire (AIT).

4. Réhabilitation
a. Physiothérapie :
- Exercices pour renforcer le muscle cardiaque et améliorer l'endurance.

b. Nutrition :
- Consultation avec un diététicien pour un régime alimentaire adapté.

c. Support émotionnel :
- Beaucoup de patients éprouvent des sentiments de dépression ou d'anxiété après une chirurgie cardiaque. Un soutien psychologique peut être bénéfique.

d. Education pour un mode de vie sain :
- Encourager l'arrêt du tabac, une activité physique régulière et une alimentation équilibrée.

La prise en charge post-interventionnelle en cardiologie est multidimensionnelle, nécessitant une surveillance clinique étroite, des interventions médicales appropriées, un soutien émotionnel et une éducation ciblée pour le patient. La collaboration interprofessionnelle est clé pour assurer une récupération optimale.

Les techniques de réanimation cardio-pulmonaire.

La réanimation cardio-pulmonaire (RCP) est une technique vitale utilisée pour sauver la vie d'une personne qui a cessé de respirer et/ou dont le cœur a cessé de battre. Voici un aperçu des étapes et techniques associées à la RCP, bien que la formation pratique par des professionnels soit essentielle pour acquérir ces compétences.

1. Reconnaissance de l'arrêt cardiaque

a. Évaluation rapide de la conscience :
- Secouez doucement la personne et criez pour vérifier si elle est consciente.

b. Vérifiez la respiration :
- Si la personne ne respire pas ou si elle respire anormalement (comme des gasps), commencez la RCP.

2. Appel d'urgence

a. Alertez les services d'urgence :
- Si vous êtes seul, appelez rapidement les services d'urgence avant de commencer la RCP.
- Si d'autres personnes sont présentes, demandez à l'une d'elles de le faire.

3. Réanimation

a. Compression thoracique :
- Placez-vous à genoux à côté de la personne.
- Placez le talon de votre main au centre de la poitrine, puis l'autre main par-dessus et entrelacez vos doigts.
- Faites des compressions fermes et rapides à une profondeur d'au moins 5 cm (pour un adulte) à un rythme d'au moins 100-120 compressions par minute.

b. Ventilations (si formé pour le faire) :
- Après 30 compressions, donnez 2 insufflations.
- Inclinez la tête de la personne en arrière, élevez le menton, pincez le nez et ventilez en insufflant de l'air dans la bouche jusqu'à ce que la poitrine se soulève.

c. Continuation :
- Continuez le cycle 30:2 jusqu'à l'arrivée des secours, la reprise d'une respiration normale par la victime ou l'épuisement de l'intervenant.

4. Défibrillation
a. Utilisation d'un défibrillateur automatisé externe (DAE) :
- Si un DAE est disponible, ouvrez-le et suivez les instructions vocales ou visuelles.
- Appliquez les électrodes comme indiqué, assurez-vous que personne ne touche la victime, puis appuyez sur le bouton de choc si le DAE le recommande.

5. Post-RCP
a. Si le patient reprend conscience :
- Placez-le en position latérale de sécurité.
- Vérifiez régulièrement la respiration.
- Restez avec la personne jusqu'à l'arrivée des secours.
b. Si le patient ne reprend pas conscience :
- Continuez la RCP jusqu'à l'arrivée des secours ou l'épuisement de l'intervenant.

6. Entretien des compétences et formation continue
Il est essentiel de suivre régulièrement des formations en RCP pour maintenir ses compétences à jour, notamment en raison des mises à jour périodiques des recommandations.

La RCP est une compétence vitale qui peut sauver des vies en cas d'arrêt cardiaque. Elle nécessite une formation pratique et régulière, surtout concernant les techniques de compression et de ventilation, ainsi que l'utilisation du DAE. Les recommandations peuvent varier selon les organismes et les régions, il est donc essentiel de consulter les lignes directrices locales et de suivre une formation agréée.

Chapitre 4 :
MÉDICAMENTS ET
TRAITEMENTS CARDIAQUES

Les principales classes de médicaments : bêta-bloquants, anticoagulants, statines.

Chaque classe de médicaments a une action spécifique sur le système cardiovasculaire. Elles jouent un rôle crucial dans le traitement et la prévention des maladies cardiovasculaires. Voici une présentation des trois classes mentionnées :

1. Bêta-bloquants
a. Mécanisme d'action :
- Les bêta-bloquants inhibent les récepteurs bêta-adrénergiques, ce qui réduit la fréquence cardiaque et la force de contraction du cœur, diminuant ainsi la demande en oxygène du myocarde.

b. Indications principales :
- Hypertension.
- Angine de poitrine.
- Insuffisance cardiaque.
- Post-infarctus du myocarde.
- Arythmies.

c. Exemples de médicaments :
- Atenolol.
- Bisoprolol.
- Propranolol.
- Metoprolol.

d. Effets secondaires courants :
- Fatigue.
- Bradycardie (rythme cardiaque lent).
- Chute de tension lors du passage en position debout.

- Trouble du sommeil, cauchemars.
- Froideur des extrémités.

2. Anticoagulants
a. Mécanisme d'action :
- Les anticoagulants empêchent la coagulation sanguine en interférant avec la cascade de la coagulation, réduisant ainsi le risque de formation de caillots sanguins.

b. Indications principales :
- Fibrillation auriculaire.
- Thrombose veineuse profonde.
- Embolie pulmonaire.
- Prévention de la thrombose après certaines chirurgies (comme le remplacement de la valve cardiaque).

c. Exemples de médicaments :
- Warfarine (Coumadin).
- Héparine.
- Rivaroxaban (Xarelto).
- Apixaban (Eliquis).

d. Effets secondaires courants :
- Saignements.
- Hématomes.
- Saignements gastro-intestinaux.
- Anémie.

3. Statines
a. Mécanisme d'action :
- Les statines inhibent une enzyme essentielle à la production de cholestérol par le foie, réduisant ainsi le niveau de cholestérol LDL ("mauvais" cholestérol) dans le sang.

b. Indications principales :
- Hypercholestérolémie.
- Prévention des événements cardiovasculaires chez les patients à haut risque.

c. Exemples de médicaments :
- Atorvastatine (Lipitor).

- Simvastatine (Zocor).
- Rosuvastatine (Crestor).
- Pravastatine (Pravachol).

d. Effets secondaires courants :
- Douleurs musculaires.
- Augmentation des enzymes hépatiques.
- Troubles digestifs.
- Risque de diabète (rare).
-

Ces médicaments jouent un rôle essentiel dans le traitement des maladies cardiovasculaires. Cependant, leur administration nécessite une surveillance attentive en raison de leurs effets secondaires potentiels et des interactions médicamenteuses possibles. Une communication efficace entre le patient, l'infirmier, et le médecin est cruciale pour garantir une utilisation sûre et efficace de ces médicaments.

Administration et surveillance des effets secondaires.

L'administration de médicaments et la surveillance de leurs effets secondaires sont au cœur du rôle de l'infirmier en cardiologie. L'administration sécuritaire exige une connaissance approfondie de chaque médicament, tandis que la surveillance permet d'identifier et d'atténuer les risques pour le patient.

1. Principes d'administration sécuritaire des médicaments
a. Les cinq bonnes vérifications :
- Le bon patient : Vérifiez toujours le nom et la date de naissance.
- Le bon médicament : Assurez-vous que le médicament prescrit est celui qui est administré.
- La bonne dose : Vérifiez la dose prescrite et comparez-la avec ce que vous administrez.

- La bonne voie : Orale, intraveineuse, subcutanée, etc.
- Le bon moment : Respectez l'intervalle prescrit entre les doses.

b. Technique d'administration :
- Veillez à la stérilité lors de l'administration intraveineuse.
- Vérifiez les contre-indications ou allergies connues.
- Informez toujours le patient de ce que vous administrez.

2. Surveillance des effets secondaires

a. Observations courantes :
- Prenez régulièrement des signes vitaux.
- Observez la présence de saignements ou d'hématomes, particulièrement avec les anticoagulants.
- Vérifiez les niveaux de douleur ou d'inconfort.
- Écoutez les préoccupations et les retours du patient.

b. Examens biologiques :
- Pour certains médicaments, des tests sanguins réguliers peuvent être nécessaires, par exemple pour surveiller l'efficacité des anticoagulants ou vérifier la fonction hépatique avec certaines statines.

c. Identification des effets secondaires :
- Par exemple, les bêta-bloquants peuvent provoquer une bradycardie. Si le patient signale une fatigue extrême ou des vertiges, cela peut indiquer un rythme cardiaque trop lent.
- Les statines, comme mentionné précédemment, peuvent provoquer des douleurs musculaires.

d. Interventions en cas d'effets secondaires :
- Cela peut aller de la simple surveillance à la cessation du médicament, en passant par la modification de la dose ou le changement pour un autre médicament. Informez toujours le médecin des effets secondaires observés.

e. Education du patient :
- Informez le patient des effets secondaires potentiels afin qu'il puisse les reconnaître et signaler tout problème.
- Fournissez des informations écrites lorsque cela est possible, pour que le patient puisse se référer ultérieurement.

La bonne administration des médicaments et la surveillance des effets secondaires sont essentielles pour assurer la sécurité du patient. L'infirmier joue un rôle central dans cette démarche, agissant comme un intermédiaire entre le médecin et le patient, et s'assurant que le traitement est aussi efficace et sûr que possible. Une communication ouverte avec le patient, l'éducation et une observation minutieuse sont les clés de cette mission.

L'importance de l'éducation du patient.

L'éducation du patient est une composante fondamentale des soins infirmiers. En cardiologie, où les patients sont souvent confrontés à des modifications du mode de vie, à des médicaments à long terme et à une surveillance régulière, la compréhension et la participation actives du patient sont essentielles à la réussite du traitement.

1. Rôle central dans la prévention et la gestion
a. Compréhension de la maladie :
- Les patients informés comprennent mieux la nature de leur affection, ce qui les aide à accepter et à suivre les recommandations médicales.
b. Autogestion :
- Les patients éduqués sont mieux équipés pour gérer eux-mêmes leur condition, notamment en reconnaissant les symptômes et en comprenant l'importance de suivre le traitement.

2. Adhésion au traitement
a. Importance de la médication :
- Un patient informé comprend pourquoi un médicament lui est prescrit, ses avantages, ses effets secondaires potentiels et la nécessité de le prendre régulièrement.

b. Importance des suivis médicaux :
- L'éducation peut souligner l'importance des visites régulières chez le médecin ou les tests de suivi pour surveiller la progression de la maladie ou l'efficacité du traitement.

3. Modification du mode de vie
a. Habitudes alimentaires :
- Les conseils sur une alimentation cardiosaine peuvent aider à réduire les facteurs de risque.

b. Exercice :
- Les patients informés comprennent l'importance de l'activité physique adaptée à leur condition.

c. Abandon du tabac et modération de l'alcool :
- L'éducation souligne les dangers de certaines habitudes et la manière dont elles aggravent les maladies cardiaques.

4. Réduction de l'anxiété et renforcement de la confiance
a. Participation active au traitement :
- Les patients qui comprennent leur condition et leur traitement sont souvent moins anxieux et se sentent plus en contrôle.

b. Communication ouverte :
- L'éducation favorise le dialogue entre le patient et les professionnels de santé, renforçant ainsi la confiance mutuelle.

5. Préparation à la sortie et suivi
a. Autogestion à domicile :
- L'éducation prépare les patients à gérer leur condition après leur sortie de l'hôpital, en soulignant

l'importance de la routine quotidienne, des médicaments et des éventuels signes d'alerte.

b. Importance des groupes de soutien :

- Les patients peuvent être informés de l'existence de groupes de soutien ou de ressources communautaires qui peuvent les aider dans leur parcours.

•

L'éducation du patient n'est pas simplement une transmission d'informations ; c'est un processus qui habilite les patients à prendre en charge leur santé, à collaborer étroitement avec leur équipe médicale et à améliorer leur qualité de vie. En cardiologie, compte tenu de la nature souvent chronique des maladies, l'éducation joue un rôle vital dans la promotion d'une vie saine et dans la réduction des réadmissions et des complications.

Chapitre 5 :
LA COMMUNICATION
AVEC LE PATIENT CARDIAQUE

L'annonce d'un diagnostic :
techniques et recommandations.

Annoncer un diagnostic, en particulier s'il s'agit d'une affection grave ou chronique, est une étape délicate et cruciale de la relation thérapeutique. La manière dont cette information est communiquée peut avoir un impact durable sur la manière dont le patient perçoit sa maladie, sa confiance en l'équipe médicale, et sa capacité à s'engager dans son traitement. Voici quelques techniques et recommandations pour cette étape délicate :

1. Préparation à l'annonce
a. Choix du moment et du lieu :
*   Assurez-vous que le cadre est privé et calme, sans distractions ou interruptions.
*   Le moment choisi doit être propice à une discussion approfondie.
b. Rassemblez toutes les informations nécessaires :
*   Soyez prêt à fournir des détails sur le diagnostic, le pronostic, et les étapes suivantes.
c. Présence d'un soutien :
*   Suggérez au patient d'être accompagné d'un proche pour le soutenir émotionnellement et pour aider à retenir et comprendre les informations.

2. Technique de l'annonce

a. Commencez par une entrée en matière :
- "J'ai les résultats de vos tests et j'aimerais en discuter avec vous." Cela donne le ton et prépare le patient.

b. Langage clair et simple :
- Évitez le jargon médical. Utilisez des termes que le patient peut comprendre tout en étant précis et honnête.

c. Vérifiez la compréhension du patient :
- Posez des questions ouvertes comme "Qu'est-ce que vous comprenez de ce que je viens de dire ?" pour évaluer sa compréhension.

d. Passez en revue les options de traitement :
- Fournissez une vue d'ensemble des prochaines étapes, des traitements possibles et de leurs implications.

e. Prenez en compte la réaction émotionnelle :
- Soyez empathique. Reconnaître les émotions du patient : "Je comprends que ce soit bouleversant pour vous."

3. Après l'annonce

a. Donnez au patient l'occasion de poser des questions :
- Assurez-vous qu'il dispose de suffisamment de temps pour poser des questions et exprimer ses préoccupations.

b. Fournissez des ressources :
- Offrez des brochures, des sites web de confiance, et d'autres ressources éducatives liées au diagnostic.

c. Suggérez un suivi :
- Planifiez une autre consultation pour discuter des détails, des options de traitement et répondre à d'éventuelles nouvelles questions.

d. Encouragez le soutien émotionnel :
- Suggérez des groupes de soutien, des thérapies ou des professionnels spécialisés dans le soutien émotionnel pour ceux qui ont reçu un diagnostic.

4. Recommandations générales
a. Formation en communication :
- Les professionnels de santé peuvent bénéficier d'une formation spécifique sur la manière de communiquer des nouvelles difficiles.

b. Auto-soin :
- L'annonce d'un diagnostic peut également être émotionnellement difficile pour le professionnel. Prenez le temps de vous occuper de vos propres émotions et de solliciter un soutien si nécessaire.

Annoncer un diagnostic est l'une des responsabilités les plus importantes et délicates des professionnels de santé. Une communication efficace, empreinte de compassion et de respect, peut aider à établir une relation thérapeutique solide et à guider le patient à travers les défis à venir.

L'éducation thérapeutique : donner les clés de la prévention au patient.

L'éducation thérapeutique est une approche centrée sur le patient qui vise à lui fournir les compétences, les connaissances et la confiance nécessaires pour gérer sa maladie de manière proactive. En cardiologie, où les changements de mode de vie jouent un rôle crucial dans la prévention des complications et la gestion des symptômes, l'éducation thérapeutique est une pierre angulaire du traitement.

1. Qu'est-ce que l'éducation thérapeutique ?
a. Définition :
- Une approche structurée visant à informer, former et soutenir les patients à propos de leur maladie, traitement et prévention.

b. Objectifs :
- Améliorer la compréhension du patient sur sa maladie.
- Renforcer l'autonomie du patient dans la gestion quotidienne.
- Favoriser une meilleure adhérence au traitement.

2. Éduquer sur la maladie
a. Compréhension de la cardiopathie :
- Explication de la physiopathologie, des symptômes, et des complications potentielles.

b. Risques associés :
- Information sur les facteurs de risque tels que l'hypertension, le diabète, le tabagisme, etc.

c. Pronostic :
- Offrir une perspective réaliste des attentes en matière d'évolution et de traitement.

3. Promotion d'un mode de vie sain
a. Alimentation équilibrée :
- Importance d'une alimentation faible en sel, en graisses saturées et en sucres.
- Sensibilisation aux bienfaits des régimes méditerranéens ou DASH pour la santé cardiaque.

b. Exercice physique :
- Importance de l'activité régulière adaptée à la condition du patient.
- Fournir des directives sur la fréquence, l'intensité, le type et la durée.

c. Éviter les toxines :
- Encourager l'abandon du tabagisme.
- Éduquer sur la consommation modérée d'alcool.

d. Gestion du stress :
- Techniques de relaxation, méditation et gestion du stress pour réduire la tension artérielle et améliorer la santé cardiaque.

4. Gestion médicamenteuse
a. Comprendre le traitement :
- Expliquer le rôle de chaque médicament, ses effets secondaires potentiels et son importance.

b. Adhérence au traitement :
- Techniques pour assurer une prise régulière : piluliers, alarmes, routines.

5. Autogestion des symptômes
a. Reconnaissance des symptômes :
- Éduquer les patients sur les signaux d'alerte, comme l'essoufflement ou la douleur thoracique.

b. Mesures à prendre :
- Que faire en cas d'aggravation des symptômes ou d'apparition de nouveaux symptômes.

6. Engagement dans le suivi médical
a. Importance des rendez-vous :
- Sensibiliser à la nécessité des contrôles réguliers et des tests de suivi.

b. Tenue de journaux de santé :
- Encourager le patient à tenir un journal de ses symptômes, de son alimentation, de son exercice, etc.

L'éducation thérapeutique est un investissement à long terme dans la santé et le bien-être du patient. En donnant au patient les outils nécessaires pour prendre en charge sa santé cardiaque, on renforce son rôle actif dans son parcours de soins, avec des avantages durables pour sa qualité de vie et sa longévité.

La prise en compte de la dimension psychologique : gérer l'anxiété, le stress, la dépression.

La dimension psychologique joue un rôle crucial dans la prise en charge des patients atteints de maladies cardiaques. Les pathologies cardiaques peuvent avoir un impact profond sur le bien-être mental du patient, tout comme l'anxiété, le stress et la dépression peuvent influencer la santé cardiaque. Il est donc essentiel d'intégrer une approche globale qui considère la santé mentale comme une composante indissociable du soin cardiaque.

1. L'impact psychologique des maladies cardiaques
a. Le choc du diagnostic :
  • Les émotions initiales, comme le déni, la peur et l'incertitude.
b. Les préoccupations quotidiennes :
  • L'inquiétude concernant les symptômes, la rechute ou les interventions chirurgicales.
c. Les conséquences sur l'image de soi :
  • Comment les changements de mode de vie, les limitations physiques ou les cicatrices peuvent influencer l'estime de soi.

2. Identification des signes et symptômes
a. Symptômes de l'anxiété :
  • Palpitations, transpiration excessive, tremblements, essoufflement.
b. Signes de dépression :
  • Tristesse persistante, perte d'intérêt, changements d'appétit ou de poids, fatigue.
c. Stress chronique :
  • Tensions musculaires, maux de tête, irritabilité, insomnie.

3. Techniques de gestion de l'anxiété et du stress

a. Techniques de relaxation :
- Respiration profonde, méditation, visualisation guidée.

b. Thérapies cognitives et comportementales :
- Remettre en question les pensées négatives, développer des compétences de résolution de problèmes.

c. Activité physique :
- L'exercice comme moyen de réduire le stress et d'améliorer l'humeur.

d. Groupes de soutien :
- Partager des expériences avec d'autres patients cardiaques, se sentir compris et soutenu.

4. Gestion de la dépression

a. Thérapie individuelle :
- Travailler avec un thérapeute pour explorer les causes sous-jacentes et développer des stratégies d'adaptation.

b. Médication :
- Les antidépresseurs et leurs rôles, effets secondaires potentiels.

c. Interventions de style de vie :
- Importance d'un sommeil adéquat, d'une alimentation équilibrée et de relations sociales positives.

5. L'importance du soutien

a. La famille et les amis :
- Leur rôle dans le soutien émotionnel, l'encouragement et l'aide aux tâches quotidiennes.

b. Les professionnels de santé :
- Collaboration avec cardiologues, psychologues, psychiatres et autres spécialistes.

c. Éducation et sensibilisation :
- Aider le patient à comprendre le lien entre la santé cardiaque et mentale.

6. La prévention
a. Identifier les facteurs de stress :
- Reconnaître les déclencheurs et mettre en place des stratégies pour y faire face.

b. Routine de bien-être :
- Établir une routine quotidienne qui inclut du temps pour soi, la relaxation, l'exercice et des activités agréables.

c. Surveillance régulière :
- Consultations régulières avec des professionnels de santé pour surveiller et traiter les symptômes.

Il est clair que la dimension psychologique est fondamentale dans la prise en charge des maladies cardiaques. Une attention particulière à l'état émotionnel et mental du patient, ainsi que la fourniture des outils nécessaires pour gérer le stress, l'anxiété et la dépression, sont essentielles pour assurer une récupération complète et une qualité de vie optimale.

Chapitre 6 :
LES DÉFIS ÉTHIQUES ET PROFESSIONNELS

L'accompagnement de fin de vie en cardiologie.

La fin de vie est une période particulièrement délicate et émotionnelle pour les patients atteints de maladies cardiaques avancées et leurs familles. L'accompagnement dans cette phase exige une approche globale, centrée sur la compassion, l'écoute et le respect des choix du patient, tout en assurant la meilleure qualité de vie possible.

1. Reconnaître les signes de la phase terminale
a. Détérioration clinique :
- Épisodes récurrents d'insuffisance cardiaque, dyspnée persistante, fatigue extrême.

b. Symptômes réfractaires :
- Douleurs thoraciques incessantes, œdèmes résistants au traitement.

c. Changements fonctionnels :
- Déclin des activités quotidiennes, dépendance accrue envers les soignants.

2. Communication sur la fin de vie
a. Aborder le sujet :
- Le moment et la manière d'introduire la discussion.

b. Informer sans aliéner :
- Fournir des informations claires et réalistes tout en respectant les émotions du patient et de sa famille.

c. Prendre en compte les souhaits du patient :
- Directives anticipées, testaments de vie, etc.

3. Gestion des symptômes

a. Soulagement de la douleur :
- Utilisation d'analgésiques, d'opioïdes si nécessaire.

b. Gestion de la dyspnée :
- Oxygénothérapie, médicaments, techniques de relaxation.

c. Autres symptômes :
- Traitement des œdèmes, de l'insomnie, de l'anxiété, etc.

4. Soutien psychologique et spirituel

a. Accompagnement émotionnel :
- Soutien psychologique pour le patient et sa famille.

b. Assistance spirituelle :
- Aumôniers, conseillers spirituels, rituels et pratiques religieuses.

5. Éthique et décisions difficiles

a. Limitation ou arrêt des traitements :
- Discussion sur la poursuite, la limitation ou l'arrêt des interventions invasives, des médicaments, etc.

b. Respect des souhaits du patient :
- Assurer que les décisions reflètent les préférences et les valeurs du patient.

c. Sédation en phase terminale :
- Utilisation dans les cas de symptômes réfractaires pour assurer le confort du patient.

6. Le rôle de l'équipe soignante

a. Travail en équipe :
- Collaboration entre cardiologues, infirmiers, travailleurs sociaux, psychologues, etc.

b. Prendre soin de soi :
- Reconnaître et gérer le stress et l'épuisement professionnel.

c. Formation continue :
- Formation à l'accompagnement de fin de vie, éthique, communication.

a. Soutien à la famille :
- Aide dans les démarches administratives, soutien psychologique.

b. Deuil :
- Reconnaître les étapes du deuil, fournir des ressources et des groupes de soutien.

c. Commémoration :
- Honorer la mémoire du patient, célébrer sa vie.

L'accompagnement de fin de vie en cardiologie est un processus complexe qui nécessite une approche multidimensionnelle. Au-delà des interventions médicales, il s'agit de considérer la personne dans sa globalité, d'entendre ses souhaits, d'assurer son confort et de soutenir sa famille. C'est une mission à la fois exigeante et profondément humaine pour l'ensemble de l'équipe soignante.

Le travail en équipe : collaboration avec médecins, aides-soignants, etc.

Dans un environnement médical, et spécifiquement en cardiologie, la prise en charge du patient n'est pas l'affaire d'une seule personne, mais plutôt d'une équipe multidisciplinaire. Cette collaboration permet d'assurer une prise en charge complète, optimale et personnalisée. Pourtant, travailler en équipe peut aussi comporter son lot de défis. Abordons les divers aspects de cette collaboration, de ses avantages à ses obstacles potentiels.

1. Les acteurs clés de l'équipe
a. Les médecins :
- Cardiologues, chirurgiens cardiaques, médecins généralistes.

b. Les infirmiers :
  • Infirmiers spécialisés en cardiologie, infirmiers cliniciens.
c. Aides-soignants :
  • Leur rôle dans les soins de base et l'assistance au quotidien.
d. Autres professionnels :
  • Diététiciens, kinésithérapeutes, psychologues, travailleurs sociaux, techniciens en imagerie, etc.

2. Les avantages de la collaboration
a. Prise en charge complète :
  • Une vision à 360° des besoins du patient.
b. Diversité des compétences :
  • Chaque membre apporte son expertise spécifique.
c. Échanges enrichissants :
  • Possibilité de discuter des cas, d'apprendre et de s'adapter.
d. Continuité des soins :
  • Assurer une transition fluide entre les différentes étapes du traitement.

3. Les défis de la collaboration
a. Communication :
  • Importance d'établir des canaux de communication clairs.
b. Respect des compétences :
  • Valoriser et reconnaître le rôle de chacun.
c. Gestion des conflits :
  • Techniques pour désamorcer et résoudre les désaccords.
d. Coordination :
  • Assurer une coordination efficace entre les différents acteurs.

4. Techniques et outils pour une collaboration efficace

a. Réunions d'équipe régulières :
- Moments dédiés aux échanges, mises au point, discussions de cas complexes.

b. Outils technologiques :
- Systèmes d'information partagés, dossiers électroniques, applications de communication.

c. Formations interprofessionnelles :
- Formations conjointes pour améliorer la compréhension mutuelle des rôles.

5. Le rôle pivot de l'infirmier

a. Médiateur :
- Facilitateur de communication entre le patient et l'équipe médicale.

b. Coordinateur :
- Organiser et veiller à la mise en œuvre du plan de soins.

c. Educateur :
- Partager des informations, former les aides-soignants et les patients.

6. L'importance de la reconnaissance mutuelle

a. Valorisation des rôles :
- Reconnaître l'importance de chaque membre de l'équipe.

b. Feedback régulier :
- Échanges sur les réussites, les challenges et les domaines d'amélioration.

c. Célébration des succès :
- Moments pour célébrer les réussites et renforcer la cohésion de l'équipe.
-

Le travail en équipe est fondamental en cardiologie. Il assure une prise en charge holistique du patient, alliant expertise médicale, soins infirmiers, soutien psychologique et bien plus encore. Pour que cette collaboration soit couronnée de succès, elle nécessite communication, respect, formation et reconnaissance mutuels.

La gestion du stress et de la charge de travail.

Travailler en cardiologie est souvent synonyme d'horaires longs et irréguliers, d'une responsabilité accrue et d'une charge émotionnelle importante. Les infirmiers, en particulier, sont en première ligne pour gérer les urgences, établir un contact avec les patients et assurer une multitude de tâches. Dans ce contexte, la gestion du stress et de la charge de travail est essentielle pour maintenir une santé mentale et physique optimale et pour fournir des soins de qualité.

1. Comprendre les sources du stress
a. Facteurs externes :
 • Rythme de travail effréné, urgences, manque de ressources, etc.
b. Facteurs internes :
 • Désir de perfection, peur de l'échec, pression auto-imposée, etc.
c. Charge émotionnelle :
 • Confrontation à la maladie, à la mort, à la détresse des patients et de leurs familles.

2. Symptômes du stress
a. Physiques :
 • Fatigue, maux de tête, troubles du sommeil, etc.
b. Mentaux :
 • Irritabilité, anxiété, dépression, baisse de concentration.
c. Comportementaux :
 • Procrastination, isolement, surconsommation d'alcool ou de nourriture, etc.

3. Stratégies de gestion de la charge de travail

a. Planification et organisation :
- Établir des priorités, gérer son temps, utiliser des outils de planification.

b. Délégation :
- Reconnaître les tâches pouvant être confiées à d'autres.

c. Formation continue :
- Acquérir de nouvelles compétences pour gérer efficacement les tâches.

d. Prendre des pauses :
- Importance des moments de repos pour recharger ses batteries.

4. Techniques de gestion du stress

a. Respiration profonde et méditation :
- Techniques pour se recentrer et gérer l'anxiété.

b. Exercice physique :
- Libération d'endorphines, détente musculaire.

c. Connexion sociale :
- Parler de ses sentiments, chercher du soutien auprès des collègues, amis, famille.

d. Loisirs et activités plaisantes :
- Se ressourcer hors du contexte professionnel.

5. L'importance de la supervision et du soutien professionnel

a. Supervision régulière :
- Espaces dédiés pour discuter des challenges, des émotions et des stratégies.

b. Services de soutien psychologique :
- Avoir accès à des professionnels pour gérer le stress, le burn-out, etc.

6. La prévention comme clé

a. Reconnaître ses limites :
- Savoir quand prendre une pause ou demander de l'aide.

b. Auto-soin :
- Établir des routines saines, dormir suffisamment, bien manger.

c. Sensibilisation et formation en milieu de travail :
- Ateliers, sessions d'information sur la gestion du stress pour le personnel.

7. Ressources supplémentaires

a. Livres, podcasts, applications :
- Outils pour apprendre de nouvelles techniques de gestion du stress.

b. Groupes de soutien :
- Espaces pour partager des expériences et des conseils.

La gestion du stress et de la charge de travail est primordiale pour les professionnels de la cardiologie. En reconnaissant les sources de stress, en mettant en œuvre des stratégies d'adaptation et en recherchant un soutien approprié, il est possible de naviguer dans ce domaine exigeant tout en préservant son bien-être et en fournissant d'excellents soins aux patients.

Chapitre 7 :
LA FORMATION CONTINUE ET
LES PERSPECTIVES D'AVENIR

Les spécialisations possibles : rythmologie, chirurgie cardiaque.

Le domaine de la cardiologie est vaste et continue d'évoluer avec les avancées technologiques et scientifiques. Pour les infirmiers passionnés par ce domaine, il existe plusieurs spécialisations qui leur permettent de se concentrer sur des sous-domaines spécifiques et d'approfondir leurs compétences. Dans ce chapitre, nous explorerons deux spécialisations clés : la rythmologie et la chirurgie cardiaque.

1. La Rythmologie
a. Introduction :
   • Qu'est-ce que la rythmologie ? Présentation générale de cette sous-spécialité.
b. Troubles du rythme cardiaque :
   • Arythmies, fibrillation auriculaire, tachycardie, bradycardie, etc.
c. Les procédures de rythmologie :
   • Ablation par cathéter, implantation de pacemaker, défibrillateurs cardiaques.
d. Rôle de l'infirmier en rythmologie :
   • Préparation des patients pour les procédures, surveillance post-interventionnelle, éducation du patient sur les dispositifs implantables, suivi à long terme.
e. Formation et compétences nécessaires :
   • Cursus spécifiques, certifications et formations complémentaires.

2. La Chirurgie Cardiaque

a. Introduction :
- Aperçu de la chirurgie cardiaque et de son importance.

b. Types d'interventions chirurgicales :
- Pontage coronarien, chirurgie valvulaire, transplantation cardiaque, chirurgie de l'aorte, etc.

c. La période pré-opératoire :
- Rôle de l'infirmier dans la préparation du patient, évaluation préopératoire, éducation du patient.

d. La période post-opératoire :
- Surveillance des signes vitaux, gestion de la douleur, soins des plaies, complications potentielles.

e. Réhabilitation cardiaque :
- Programme de réhabilitation, éducation du patient, encouragement à l'activité physique.

f. Formation et compétences nécessaires :
- Spécialisation en soins intensifs cardiaques, stages en chirurgie cardiaque, certifications spécifiques.

3. Les défis et récompenses des spécialisations

a. Engagements en matière de formation :
- Nécessité de formations continues, veille scientifique.

b. Gestion émotionnelle :
- Confrontation à des situations de haute intensité, soutien émotionnel des patients et des familles.

c. Récompenses professionnelles :
- Satisfaction de sauver des vies, reconnaissance du rôle spécialisé, possibilité de développement professionnel.

4. Perspectives d'avenir

a. Avancées technologiques :
- Nouveaux dispositifs, techniques chirurgicales moins invasives.

b. Recherche et évolutions cliniques :
- Implication dans les études cliniques, adaptation aux nouvelles directives et recommandations.

c. Opportunités de carrière :
- Postes de leadership, enseignement, recherche.

La rythmologie et la chirurgie cardiaque sont deux spécialisations passionnantes en cardiologie qui offrent aux infirmiers la possibilité d'approfondir leurs connaissances, de développer des compétences spécialisées et d'avoir un impact significatif sur la vie des patients. Ces spécialisations nécessitent un engagement en matière de formation et de pratique, mais offrent également d'immenses récompenses professionnelles et personnelles.

L'importance de la mise à jour régulière des connaissances.

La médecine est un domaine en constante évolution. De nouvelles découvertes sont faites chaque jour, des technologies avancées émergent, et les protocoles et directives changent régulièrement en fonction des nouvelles preuves. En cardiologie, notamment, les avancées peuvent transformer la vie des patients, et la mise à jour régulière des connaissances est donc cruciale pour tout professionnel de santé, y compris les infirmiers.

1. Un monde médical en perpétuelle évolution
a. Nouvelles découvertes :
- Impact des recherches et des essais cliniques sur la compréhension des maladies cardiaques et leur traitement.

b. Avancées technologiques :
- Émergence d'équipements et de techniques plus sophistiqués pour le diagnostic, le traitement et le suivi des patients cardiaques.

c. Protocoles changeants :
- Modifications des directives cliniques basées sur de nouvelles preuves.

2. Implications pour l'infirmier en cardiologie
a. Meilleurs soins pour les patients :
- Application des dernières méthodes et techniques pour améliorer les résultats pour les patients.
b. Responsabilité professionnelle :
- Obligation éthique et légale de fournir des soins basés sur les meilleures preuves disponibles.
c. Sécurité du patient :
- Réduction des erreurs médicales et des complications en restant informé des meilleures pratiques.

3. Moyens de mise à jour
a. Formations continues :
- Cours, séminaires, ateliers organisés par des institutions professionnelles ou académiques.
b. Publications professionnelles :
- Revues médicales, articles, bulletins d'information spécialisés.
c. Conférences et congrès :
- Participation à des événements nationaux ou internationaux pour entendre des experts et échanger avec des pairs.
d. Réseaux professionnels :
- Groupes d'infirmiers, associations professionnelles, plateformes en ligne pour partager des connaissances et des expériences.

4. Défis de la mise à jour
a. Rapidité de l'évolution :
- Difficulté de suivre le rythme des nouvelles informations.
b. Discernement des informations :

- Évaluation de la qualité et de la pertinence des nouvelles informations.

c. Temps et coûts :
- Trouver le temps et les ressources pour la formation continue.

5. L'impact sur la carrière

a. Reconnaissance professionnelle :
- Renforcement de la crédibilité et du respect auprès des pairs et des supérieurs.

b. Avancement professionnel :
- Possibilités de promotion ou de spécialisation grâce à une expertise à jour.

c. Satisfaction personnelle :
- Sentiment d'accomplissement en fournissant les meilleurs soins possibles.

La mise à jour régulière des connaissances n'est pas seulement une obligation pour les infirmiers en cardiologie, c'est une nécessité pour garantir la qualité et la sécurité des soins aux patients. Elle demande du dévouement, de la curiosité et un engagement envers l'excellence professionnelle.

Les innovations en cardiologie : les soins de demain.

La cardiologie, à l'instar de nombreux domaines médicaux, est en constante évolution, poussée par les progrès technologiques, les découvertes scientifiques et le besoin de répondre à des défis cliniques croissants. Ces innovations transforment la manière dont les patients sont diagnostiqués, traités et suivis. Dans ce chapitre, nous explorerons certaines des innovations les plus récentes et prometteuses qui façonnent l'avenir des soins cardiaques.

1. Technologies de diagnostic avancées

a. Imagerie cardiaque 3D :
- Offre une vue détaillée du cœur, améliorant la précision du diagnostic.

b. Tomographie par émission de positrons (TEP) :
- Pour évaluer la santé du muscle cardiaque et détecter des anomalies.

c. Wearables et télémédecine :
- Suivi continu des patients à distance, détection précoce des anomalies.

2. Interventions mini-invasives et robotisées

a. Chirurgie robot-assistée :
- Précision accrue, temps de récupération réduit, cicatrices minimales.

b. Interventions par cathéter :
- Traitement des valvulopathies sans chirurgie à cœur ouvert.

c. Implants bioresorbables :
- Stents qui se dissolvent avec le temps, réduisant les complications à long terme.

3. Thérapies géniques et cellulaires

a. Régénération cardiaque :
- Utilisation de cellules souches pour réparer les tissus cardiaques endommagés.

b. Ciblage génétique :
- Thérapies basées sur la génétique pour traiter des conditions spécifiques.

4. La réalité augmentée et la réalité virtuelle

a. Formation et éducation :
- Utilisation de la VR pour former les professionnels de santé aux procédures complexes.

b. Aide à la chirurgie :
- Visualisation en 3D pendant les interventions pour une précision accrue.

5. Intelligence artificielle et analyse de données

a. Prédiction des maladies :
- Analyse des données pour identifier les patients à risque.

b. Aide au diagnostic :
- Systèmes IA pour détecter des anomalies dans les ECG, les images, etc.

c. Gestion du traitement :
- IA pour personnaliser les traitements en fonction des besoins individuels.

6. Nouveaux médicaments et thérapies

a. Médicaments ciblés :
- Thérapies basées sur la biologie moléculaire pour des traitements plus efficaces et moins d'effets secondaires.

b. Immunothérapie :
- Utilisation du système immunitaire pour traiter certaines maladies cardiaques.

7. Les défis des innovations

a. Accès et coût :
- Assurer l'accès équitable aux nouvelles technologies.

b. Formation et adaptation :
- Nécessité de former les professionnels de santé aux nouvelles techniques.

c. Éthique et réglementation :
- Naviguer dans les questions éthiques posées par les avancées, comme la manipulation génétique.

L'avenir de la cardiologie est brillant, avec de nombreuses innovations prometteuses en cours de développement. Ces avancées offrent l'espoir d'améliorations significatives dans la prise en charge des patients cardiaques, mais elles nécessitent également une réflexion et une formation continues pour être intégrées de manière éthique et efficace dans les soins courants.

Chapitre 8 :
LE BIEN-ÊTRE ET
L'AUTOGESTION DU PATIENT

Encourager l'activité physique adaptée

L'activité physique joue un rôle crucial dans la prévention et la gestion des maladies cardiaques. Elle peut aider à améliorer la fonction cardiaque, à réduire les facteurs de risque tels que l'obésité, l'hypertension et le cholestérol élevé, et à renforcer l'endurance et la force globales. Cependant, pour les personnes atteintes d'affections cardiaques ou qui sont à risque, il est essentiel que l'activité physique soit adaptée à leurs besoins et capacités individuels.

1. Évaluation initiale
a. Évaluation médicale :
- Identifier les conditions médicales sous-jacentes.
- Évaluer le niveau actuel de forme physique.
b. Écoute des préoccupations du patient :
- Comprendre les craintes et les appréhensions du patient concernant l'activité physique.
- Identifier les barrières à l'activité physique, qu'elles soient physiques, émotionnelles ou logistiques.

2. Création d'un plan d'activité physique
a. Définition des objectifs :
- Établir des objectifs réalistes basés sur les besoins et les capacités du patient.
b. Sélection des activités :
- Encourager des activités à faible impact pour commencer, comme la marche ou la natation.
- Proposer des activités que le patient aime et qui sont susceptibles d'être maintenues à long terme.

3. Surveillance et ajustement

a. Suivi régulier :
- Évaluer les progrès du patient.
- S'assurer que les activités sont effectuées en toute sécurité.

b. Ajustement du plan :
- Augmenter l'intensité ou la durée de l'activité progressivement.
- Introduire de nouvelles activités pour éviter la monotonie.

4. L'intégration de l'activité physique dans la vie quotidienne

a. Conseils pratiques :
- Encourager le patient à utiliser des moyens simples pour augmenter son activité, comme prendre les escaliers ou marcher pour faire des courses.

b. Groupes de soutien et activités communautaires :
- Suggérer de rejoindre des groupes de marche ou des classes d'exercice adaptées pour bénéficier d'un soutien social.

5. Éducation et sensibilisation

a. Importance de l'activité physique :
- Expliquer les avantages pour la santé cardiaque et globale.
- Souligner les améliorations potentielles en matière de qualité de vie.

b. Reconnaissance des signes d'alarme :
- Éduquer les patients sur les symptômes à surveiller lors de l'activité physique, comme une douleur thoracique inhabituelle, un essoufflement excessif ou des vertiges.

c. Les précautions nécessaires :
- Remarquer l'importance de s'échauffer et de s'étirer avant et après l'activité.
- Discuter de l'importance de l'hydratation et d'une alimentation appropriée.

Encourager l'activité physique adaptée est une étape essentielle dans la prise en charge des patients cardiaques. En fournissant une éducation appropriée, en établissant des plans d'activité personnalisés et en offrant un soutien continu, les infirmiers peuvent jouer un rôle central dans la promotion d'une vie active et saine pour leurs patients.

Diète cardiosalutaire et nutrition

La nutrition joue un rôle central dans la prévention et la gestion des maladies cardiovasculaires. Adopter une diète cardiosalutaire est une stratégie essentielle pour maintenir un cœur en bonne santé, contrôler les facteurs de risque et améliorer la qualité de vie globale.

1. Principes de base d'une diète cardiosalutaire
a. Limitation des graisses saturées et trans :
  * Comprendre l'origine de ces graisses (viandes grasses, produits laitiers entiers, aliments frits, certains produits de boulangerie, etc.).
  * Conséquences de la consommation excessive sur le cholestérol et les maladies cardiaques.
b. Augmentation de la consommation de graisses insaturées :
  * Avantages des graisses monoinsaturées et polyinsaturées.
  * Sources principales : huiles d'olive, de canola, noix, poissons gras, graines.
c. Réduction de la consommation de sodium :
  * Les conséquences de l'excès de sodium sur la pression artérielle.
  * Apprendre à lire les étiquettes et à opter pour des produits à faible teneur en sodium.

d. Consommation de fibres alimentaires :
- Avantages des fibres solubles et insolubles pour la santé cardiaque.
- Sources de fibres : légumes, fruits, grains entiers, légumineuses.

2. Les aliments-clés d'une diète cardiosalutaire
a. Poissons riches en oméga-3 :
- Bénéfices des acides gras oméga-3.
- Recommandations pour la consommation de poissons comme le saumon, le maquereau, les sardines.

b. Grains entiers :
- Importance des grains entiers pour la santé cardiaque.
- Différences entre grains entiers et grains raffinés.

c. Légumes et fruits :
- Les antioxydants, vitamines et minéraux qui favorisent un cœur sain.
- La diversité des légumes et fruits pour une alimentation équilibrée.

d. Noix et légumineuses :
- Bénéfices des noix et des légumineuses pour la santé cardiaque.
- Conseils pour leur intégration quotidienne.

3. Gestion du poids et santé cardiaque
a. L'importance d'un poids santé :
- Comprendre la relation entre le poids corporel, la pression artérielle et le cholestérol.
- Risques associés à l'obésité ou à la surcharge pondérale.

b. Stratégies pour la perte de poids :
- Importance d'une approche équilibrée combinant diète saine et activité physique.
- Éviter les régimes yo-yo et les solutions rapides.

4. Éducation et sensibilisation

a. L'importance de la nutrition pour la santé cardiaque :
- Relier l'alimentation aux risques et aux bienfaits pour le cœur.

b. Démythification des régimes populaires :
- Analyse des régimes à la mode et de leurs répercussions potentielles sur la santé cardiaque.

c. Cuisiner à la maison :
- Encourager la préparation de repas maison comme moyen de contrôler les ingrédients et les portions.
- Proposer des recettes cardiosalutaires.

Une alimentation cardiosalutaire est un pilier de la santé cardiaque. Les infirmiers jouent un rôle clé dans l'éducation des patients sur les bonnes habitudes alimentaires, en les guidant vers des choix sains qui soutiendront un cœur en bonne santé tout au long de leur vie.

Gestion du tabagisme, de l'alcool et d'autres facteurs de risque

Le tabagisme, la consommation excessive d'alcool et d'autres comportements à risque sont parmi les principaux facteurs contribuant aux maladies cardiovasculaires. La gestion de ces facteurs est primordiale pour prévenir l'apparition ou la progression de pathologies cardiaques. Les infirmiers jouent un rôle crucial en éduquant, conseillant et accompagnant les patients dans leurs efforts pour modifier ces comportements.

1. Tabagisme

a. Effets du tabagisme sur le cœur :
- Impact sur la pression artérielle, le rythme cardiaque et la santé vasculaire.
- La relation entre le tabagisme et l'athérosclérose.

b. Conseils pour arrêter de fumer :
- Stratégies comportementales et médicamenteuses.
- Soutien psychologique et groupes d'entraide.

c. La cigarette électronique :
- Analyser les données actuelles sur son innocuité et son efficacité comme aide au sevrage tabagique.
- Comprendre les risques potentiels associés à son utilisation.

2. Consommation d'alcool

a. Impact de l'alcool sur le cœur :
- Les effets de la consommation modérée versus excessive.
- Risques associés à la consommation chronique d'alcool, tels que la cardiomyopathie alcoolique.

b. Conseils pour une consommation modérée :
- Définir ce qu'est une consommation modérée.
- Stratégies pour réduire la consommation.

c. Reconnaître et traiter la dépendance à l'alcool :
- Symptômes de sevrage et implications pour la santé cardiaque.
- Ressources disponibles pour la prise en charge.

3. Autres facteurs de risque

a. Stress :
- Comprendre la relation entre le stress chronique et les maladies cardiaques.
- Techniques de gestion du stress, comme la méditation, la relaxation et l'exercice.

b. Drogues récréatives :
- Les risques associés à la consommation de drogues comme la cocaïne ou les amphétamines sur la santé cardiaque.
- Conseils et ressources pour ceux qui cherchent à arrêter.

c. Diabète :
- La relation entre le diabète, la résistance à l'insuline et les maladies cardiaques.

- Stratégies pour gérer et prévenir le diabète.

4. Éducation et sensibilisation
a. Comprendre les facteurs de risque modifiables :
- Éducation sur les comportements à risque et leurs conséquences directes et indirectes sur la santé cardiaque.

b. Promotion d'un mode de vie sain :
- Encourager une alimentation équilibrée, une activité physique régulière et la gestion du stress.

c. Accès aux ressources et soutien :
- Fournir des informations sur les groupes de soutien, les thérapies et autres ressources pour aider les patients à gérer leurs facteurs de risque.

La gestion des facteurs de risque, notamment le tabagisme, l'alcool et d'autres comportements à risque, est essentielle pour prévenir les maladies cardiaques. Les infirmiers, grâce à leur position unique dans le parcours de soins des patients, peuvent offrir des conseils précieux, de l'éducation et un soutien continu pour aider les patients à adopter et à maintenir un mode de vie sain.

Chapitre 9 :
SANTÉ MONDIALE ET CARDIOLOGIE

Comparaison des pratiques cardiaques dans différents pays

La prise en charge des maladies cardiaques varie en fonction des régions du monde, influencée par des facteurs tels que le développement technologique, les ressources économiques, les priorités de santé publique, la culture, l'éducation et les systèmes de santé en place. Cette comparaison offre une perspective globale sur les approches divergentes de la cardiologie.

1. États-Unis
a. Avancées technologiques :
* L'adoption rapide des technologies de pointe dans le diagnostic et le traitement.
b. Système de santé :
* Modele principalement privatisé, avec des coûts élevés mais des interventions rapides.
c. Prévalence et prévention :
* Épidémies d'obésité, de diabète, mais avec une forte sensibilisation à la prévention.

2. Europe (en prenant en compte la diversité des pays)
a. Services de santé universels :
* Accès à des soins de qualité dans de nombreux pays grâce à la couverture santé universelle.
b. Focus sur la prévention :
* Initiatives de santé publique, comme la réduction du tabagisme.
c. Recherche et collaboration :
* Collaborations transfrontalières pour la recherche et les études cliniques.

3. Afrique
a. Accès limité aux soins :
- Dans de nombreux pays, les ressources pour la cardiologie sont limitées.

b. Maladies émergentes :
- Augmentation des maladies cardiaques en parallèle de maladies infectieuses persistantes.

c. Initiatives locales :
- Programmes communautaires et innovations à faible coût adaptées à la région.

4. Asie
a. Diversité des systèmes de santé :
- De systèmes entièrement publics à largement privatisés selon les pays.

b. Maladies cardiaques et mode de vie :
- Urbanisation rapide, changements de régime alimentaire et augmentation des maladies cardiaques.

c. Médecine traditionnelle :
- L'intégration de la médecine traditionnelle asiatique dans la prévention et le traitement.

5. Amérique Latine
a. Croissance des services de cardiologie :
- Investissement dans la formation médicale et la technologie.

b. Défis économiques :
- Inégalités d'accès aux soins de santé en fonction du statut économique.

c. Prévention et éducation :
- Programmes axés sur la nutrition, l'exercice et la réduction du tabagisme.

6. Australie et Océanie
a. Systèmes de santé avancés :
- Forte infrastructure médicale, en particulier en Australie et en Nouvelle-Zélande.

b. Maladies cardiaques autochtones :

- Taux élevés chez les populations autochtones, nécessitant des approches spécifiques.

c. Initiatives de sensibilisation :
- Programmes publics de prévention et d'éducation.

Bien que les maladies cardiaques soient un défi mondial, les approches pour leur prise en charge diffèrent considérablement selon les régions. En comprenant ces différences, les professionnels de santé peuvent s'inspirer des meilleures pratiques à travers le monde et envisager des collaborations internationales pour améliorer la prise en charge des patients cardiaques.

L'infirmier en cardiologie dans le contexte de crises sanitaires mondiales

Les crises sanitaires mondiales, telles que la pandémie de COVID-19, ont un impact considérable sur tous les domaines de la santé, y compris la cardiologie. Les infirmiers en cardiologie, en tant que maillons essentiels des équipes de soins cardiaques, jouent un rôle crucial dans la gestion de ces défis inédits, tout en assurant la continuité des soins cardiaques.

1. Impact direct des crises sur les maladies cardiaques
a. Conséquences des virus sur le système cardiovasculaire :
- Par exemple, la COVID-19 peut entraîner des complications cardiaques.

b. Interruption des soins routiniers :
- Retards dans les diagnostics, traitements et interventions.

c. Augmentation du stress et de l'anxiété :
- Potentiellement nocif pour les patients cardiaques.

2. Adaptation des pratiques

a. Télémédecine et soins à distance :
- Utilisation des technologies pour surveiller et consulter les patients.

b. Procédures d'urgence modifiées :
- Priorisation des cas en fonction de leur gravité et des risques associés à la pandémie.

c. Mesures de protection :
- Équipements de protection individuelle, protocoles de désinfection renforcés.

3. Gestion des ressources humaines

a. Redéploiement :
- Certains infirmiers peuvent être redéployés dans des unités de soins intensifs ou d'autres zones à haut besoin.

b. Formation accélérée :
- Mise à jour des compétences pour gérer les complications spécifiques liées à la crise.

c. Soutien émotionnel :
- Reconnaissance du stress et de la fatigue, mise en place de ressources pour le bien-être des soignants.

4. Education et communication

a. Informer les patients :
- Sur les implications de la crise pour leur condition cardiaque et leurs soins.

b. Collaboration interprofessionnelle :
- Communication renforcée entre cardiologues, infirmiers, et autres spécialités médicales pour une prise en charge optimale.

c. Sensibilisation du public :
- À l'importance de ne pas négliger les symptômes cardiaques malgré la pandémie.

5. Leçons pour l'avenir
a. Importance de la préparation :
* Mettre en place des protocoles pour répondre rapidement aux futures crises.
b. Valorisation du rôle de l'infirmier :
* Reconnaissance de leur adaptabilité et de leur dévouement face aux défis.
c. Innovations en matière de soins :
* Les crises stimulent l'adoption de nouvelles méthodes de soins, telles que la télémédecine, qui peuvent perdurer après la crise.

Les infirmiers en cardiologie, face aux défis imposés par des crises sanitaires mondiales, démontrent une résilience et une capacité d'adaptation remarquables. Ils continuent à assurer des soins cardiaques essentiels tout en faisant face aux défis supplémentaires que ces crises peuvent présenter. Leur rôle est essentiel pour assurer la continuité des soins et la sécurité des patients cardiaques dans ces moments critiques.

Collaborations et échanges internationaux

La cardiologie, comme de nombreux autres domaines médicaux, bénéficie grandement des collaborations et des échanges internationaux. Ces interactions peuvent prendre diverses formes : de la recherche clinique conjointe à la formation médicale continue, en passant par les échanges de meilleures pratiques. Ces collaborations offrent non seulement des avantages aux professionnels de la santé, mais aussi aux patients qui reçoivent des soins de pointe basés sur des connaissances et des expériences partagées.

1. Recherche conjointe

a. Projets multicentriques :
- Les études cliniques réalisées dans plusieurs pays augmentent la diversité des patients et renforcent la validité des résultats.

b. Pools de données :
- Les bases de données internationales permettent une analyse plus vaste et plus approfondie des données.

c. Initiatives de financement conjoint :
- Plusieurs pays ou organisations peuvent financer conjointement des projets de recherche d'envergure.

2. Formation et éducation

a. Programmes d'échange pour les professionnels :
- Les infirmiers, les médecins et d'autres professionnels peuvent suivre une formation à l'étranger pour acquérir de nouvelles compétences.

b. Conférences et séminaires internationaux :
- Ces événements réunissent des experts du monde entier pour partager les dernières avancées en cardiologie.

c. Cours en ligne et webinaires :
- Le digital permet une diffusion plus large des connaissances à une audience internationale.

3. Échange de meilleures pratiques

a. Réseaux et associations professionnelles :
- Les organisations telles que la Société Européenne de Cardiologie (ESC) favorisent le partage de directives et de recommandations.

b. Programmes de mentorat :
- Des experts reconnus peuvent guider et former des professionnels plus jeunes ou moins expérimentés d'autres pays.

c. Visites d'observation :
- Les cliniciens peuvent visiter d'autres hôpitaux ou cliniques à l'étranger pour observer et apprendre de leurs méthodes.

4. Collaborations technologiques et innovations

a. Développement conjoint de technologies :
- Les pays ou institutions peuvent collaborer pour créer des outils diagnostiques ou thérapeutiques de pointe.

b. Licences et transferts de technologie :
- Facilite l'accès à des innovations pour les pays qui ne possèdent pas la technologie ou l'expertise nécessaire.

c. Adaptation des innovations à divers contextes :
- Par exemple, adapter un appareil cardiaque de haute technologie pour qu'il soit utilisable dans des régions à faible ressource.

5. Réponses conjointes aux défis mondiaux

a. Maladies émergentes :
- Les épidémies ou pandémies peuvent avoir un impact sur les patients cardiaques. Une réponse coordonnée peut optimiser la gestion de ces patients.

b. Défis démographiques :
- Face au vieillissement de la population ou à l'émergence de nouveaux facteurs de risque, une approche collaborative peut aider à élaborer des stratégies de prévention efficaces.

c. Crises sanitaires et humanitaires :
- Lors de catastrophes naturelles ou de conflits, la collaboration internationale peut garantir la continuité des soins cardiaques.

Les collaborations et échanges internationaux enrichissent la cardiologie en unissant les forces, les connaissances et les ressources des professionnels de santé du monde entier. Ces efforts conjoints assurent non seulement une amélioration constante des soins, mais aussi une réponse efficace et coordonnée aux défis mondiaux.

Chapitre 10 :
LES IMPLICATIONS
DU CHANGEMENT CLIMATIQUE
SUR LA SANTÉ CARDIAQUE

Comprendre l'impact des catastrophes naturelles sur les patients cardiaques

Les catastrophes naturelles, qu'il s'agisse de tremblements de terre, d'inondations, de cyclones ou d'autres événements climatiques majeurs, ont des répercussions profondes sur les systèmes de santé et, en particulier, sur les patients cardiaques. Ces patients, déjà vulnérables en raison de leur état, peuvent être particulièrement touchés par les effets directs et indirects de ces événements.

1. Effets physiologiques immédiats
a. Stress aigu :
  • Le stress induit par une catastrophe peut provoquer une augmentation soudaine de la pression artérielle, une tachycardie et potentiellement un infarctus.
b. Interruption du traitement :
  • Les évacuations d'urgence et la perturbation de la routine quotidienne peuvent entraîner un oubli ou l'arrêt des médicaments cardiaques.
c. Exposition aux éléments :
  • Les patients peuvent être exposés au froid, à l'humidité ou à la chaleur excessive, ce qui peut aggraver leurs conditions cardiaques.

2. Perturbations des systèmes de santé
a. Infrastructure endommagée :
  • Les hôpitaux et les cliniques peuvent être endommagés ou détruits, limitant l'accès aux soins.

b. Pénuries de médicaments :
- Les chaînes d'approvisionnement peuvent être interrompues, entraînant des pénuries de médicaments essentiels pour les patients cardiaques.

c. Manque de personnel :
- Les professionnels de santé peuvent être personnellement affectés ou débordés par l'afflux de patients.

3. Conséquences à long terme
a. Augmentation du stress chronique :
- La reconstruction, le déplacement et les pertes personnelles peuvent contribuer à un niveau de stress élevé et constant.

b. Changements de mode de vie :
- Les patients peuvent adopter des habitudes alimentaires moins saines ou diminuer leur activité physique, aggravant ainsi leur condition cardiaque.

c. Limitation de l'accès aux soins de suivi :
- Les dommages prolongés aux infrastructures de santé peuvent rendre difficile la poursuite des consultations et des traitements réguliers.

4. Réponses et préparations spécifiques
a. Éducation et sensibilisation :
- Les patients cardiaques doivent être informés des risques accrus en cas de catastrophe et de la manière de se préparer.

b. Kits d'urgence pour les patients :
- Encourager les patients à avoir un kit d'urgence avec médicaments, ordonnances et autres fournitures essentielles.

c. Protocoles d'urgence pour les professionnels de santé :
- Les hôpitaux et les cliniques devraient avoir des plans d'urgence spécifiques pour la prise en charge des patients cardiaques pendant et après une catastrophe.

Bien que les catastrophes naturelles aient un impact sur l'ensemble de la population, les patients cardiaques font partie des groupes les plus vulnérables. Une compréhension approfondie de ces impacts, ainsi qu'une préparation et une réponse adaptées, sont essentielles pour minimiser les risques pour cette population.

Promotion de pratiques durables au sein des services de cardiologie

La durabilité dans les soins de santé, en particulier en cardiologie, ne concerne pas seulement la protection de l'environnement. Elle vise également à garantir que les ressources sont utilisées efficacement, que les coûts sont maîtrisés et que les soins de qualité sont fournis de manière équitable et accessible. Voici comment la durabilité peut être intégrée et promue dans les services de cardiologie.

1. Réduction de l'empreinte écologique
a. Gestion des déchets :
   • Minimisation des déchets médicaux, réutilisation et recyclage des matériaux non contaminés.
b. Économies d'énergie :
   • Utilisation d'équipements écoénergétiques, éclairage LED et optimisation de la ventilation et du chauffage.
c. Achats durables :
   • Sélection de produits médicaux et d'équipements fabriqués de manière éthique et écologique.

2. Optimisation des processus médicaux
a. Réduction des examens inutiles :
   • Éviter les redondances et promouvoir des diagnostics précis pour réduire le nombre d'examens et d'interventions inutiles.

b. Télécardiologie :
- Favoriser les consultations à distance pour réduire les déplacements des patients et le besoin en ressources hospitalières.

c. Formations continues :
- Assurer que le personnel est régulièrement formé aux meilleures pratiques pour maximiser l'efficacité et minimiser les erreurs.

3. Promotion de la prévention

a. Programmes de sensibilisation :
- Éduquer le public sur les modes de vie sains pour réduire l'incidence des maladies cardiaques.

b. Suivi proactif des patients à risque :
- Utiliser des technologies de monitoring à distance pour suivre les patients à haut risque, évitant ainsi des hospitalisations inutiles.

4. Collaboration et partenariats

a. Partenariats locaux :
- Collaborer avec d'autres services de santé locaux pour partager des ressources, des connaissances et des équipements.

b. Réseaux de cardiologie :
- Créer ou rejoindre des réseaux nationaux ou internationaux pour partager des meilleures pratiques et des innovations en matière de durabilité.

5. Innovation technologique

a. Mise à jour régulière des équipements :
- Investir dans des technologies modernes qui sont souvent plus efficaces et consomment moins d'énergie.

b. Systèmes d'information médicale :
- Utiliser des dossiers médicaux électroniques pour réduire la paperasserie, améliorer la coordination des soins et éviter les tests redondants.

6. Engagement communautaire

a. Programmes de reforestation :
- Puisque le bien-être de la planète est lié à la santé cardiaque (pollution de l'air, etc.), s'engager dans des initiatives écologiques locales.

b. Campagnes de sensibilisation :
- Éduquer la communauté sur l'impact environnemental des hôpitaux et cliniques, et les mesures prises pour l'atténuer.

Intégrer des pratiques durables au sein des services de cardiologie nécessite une approche holistique. Cela va de la réduction de l'impact environnemental à l'optimisation des processus médicaux, en passant par l'innovation et la collaboration. La durabilité n'est pas seulement bénéfique pour la planète, mais elle garantit également la prestation de soins de qualité, efficaces et accessibles à tous.

Chapitre 11 :
LES APPROCHES ALTERNATIVES ET COMPLÉMENTAIRES EN CARDIOLOGIE

Exploration des thérapies alternatives telles que l'acupuncture, la méditation, etc.

L'intégration des thérapies complémentaires et alternatives dans le domaine de la cardiologie est devenue un sujet d'intérêt croissant. Ces thérapies, souvent utilisées en complément des traitements médicaux traditionnels, visent à améliorer la santé cardiaque, à réduire le stress et à améliorer la qualité de vie des patients. Cependant, leur efficacité varie et la recherche continue d'évaluer leur utilité clinique.

1. Acupuncture
a. Principes de base :
- Originaire de la médecine traditionnelle chinoise, elle repose sur la stimulation de points spécifiques du corps pour équilibrer le flux d'énergie ou de "Qi".
b. Implications cardiaques :
- Certaines études suggèrent que l'acupuncture peut réduire la pression artérielle, améliorer les symptômes d'angine de poitrine et réduire la fréquence des arythmies.
c. Précautions :
- Toujours s'assurer que l'acupuncteur est certifié et formé, et informer le cardiologue de toute session d'acupuncture envisagée.

2. Méditation

a. Principes de base :
- Pratique ancestrale axée sur la concentration, la relaxation et la prise de conscience du moment présent.

b. Implications cardiaques :
- La méditation peut aider à réduire le stress, la pression artérielle et améliorer la variabilité de la fréquence cardiaque.

c. Types courants :
- Méditation de pleine conscience, méditation transcendantale, méditation guidée.

3. Yoga

a. Principes de base :
- Combinaison de postures physiques, de techniques de respiration et de méditation.

b. Implications cardiaques :
- Peut améliorer la flexibilité, la force musculaire, réduire le stress, et avoir un impact positif sur les facteurs de risque cardiaque comme l'hypertension.

c. Précautions :
- Les patients cardiaques devraient choisir un style de yoga adapté et éviter les postures qui pourraient être dangereuses pour eux.

4. Aromathérapie

a. Principes de base :
- Utilisation d'huiles essentielles pour améliorer le bien-être physique et émotionnel.

b. Implications cardiaques :
- Certaines huiles, comme la lavande, peuvent aider à réduire le stress et l'anxiété, facteurs souvent liés aux maladies cardiaques.

c. Précautions :
- Certaines huiles peuvent interagir avec des médicaments ou provoquer des réactions allergiques.

Toujours faire un test cutané et consulter un professionnel.

5. Biofeedback
a. Principes de base :
- Technique qui enseigne à contrôler des fonctions physiologiques à l'aide de machines.
b. Implications cardiaques :
- Peut être utilisé pour apprendre à contrôler la pression artérielle, la fréquence cardiaque et d'autres fonctions liées à la santé cardiaque.
c. Formation :
- Les patients doivent être formés par un professionnel certifié.

Conclusion

L'intégration des thérapies alternatives peut offrir aux patients cardiaques des outils supplémentaires pour gérer leur santé. Cependant, il est essentiel de toujours consulter un cardiologue avant d'introduire de nouvelles thérapies et de s'assurer que ces thérapies sont pratiquées en toute sécurité et de manière complémentaire à la prise en charge médicale traditionnelle.

Intégration de ces thérapies dans un plan de soins global

La médecine moderne reconnaît de plus en plus la valeur des thérapies alternatives en complément des approches conventionnelles, surtout dans le domaine de la cardiologie. L'intégration de ces thérapies dans un plan de soins global vise à offrir une prise en charge holistique du patient. Voici comment cela pourrait être réalisé :

1. Évaluation initiale du patient

Avant d'intégrer toute thérapie alternative :

a. Évaluation médicale : Identifier l'état actuel du patient, les médicaments pris, et les traitements en cours.

b. Évaluation des besoins et des préférences du patient : Certains patients pourraient être plus enclins à essayer la méditation, d'autres l'acupuncture, etc.

c. Évaluation des risques et bénéfices : Assurer que l'introduction d'une thérapie alternative ne pose pas de risque pour le patient.

2. Création d'un plan de soins intégré

a. Combinaison des traitements : Par exemple, un patient pourrait avoir un traitement médicamenteux classique pour l'hypertension et compléter cela avec des séances d'acupuncture.

b. Suivi régulier : Avoir des rendez-vous réguliers pour évaluer l'efficacité du plan de soins intégré.

c. Flexibilité : Être prêt à ajuster le plan si une approche particulière ne fonctionne pas ou si le patient souhaite essayer quelque chose de différent.

3. Formation et éducation

a. Informer le patient : Assurer que le patient comprend pourquoi une thérapie spécifique est recommandée, ses bénéfices et ses limites.

b. Formation du personnel : Les infirmiers, médecins et autres professionnels de santé devraient être formés ou au moins informés des thérapies alternatives intégrées au plan de soins.

4. Collaboration interdisciplinaire

a. Équipe de soins intégrée : Inclure des spécialistes des thérapies alternatives, comme des acupuncteurs ou des instructeurs de méditation, dans l'équipe de soins.

b. Communication régulière : Assurer que toutes les parties sont informées des traitements en cours, des ajustements, et des réactions du patient.

5. Évaluation et suivi

a. Mesurer l'efficacité : Utiliser des outils standardisés pour évaluer l'impact des thérapies alternatives sur la santé cardiaque et le bien-être global du patient.

b. Feedback du patient : Intégrer les retours du patient pour continuer à personnaliser et améliorer son plan de soins.

c. Mise à jour régulière : Les recommandations et les données sur les thérapies alternatives évoluent. Assurer que le plan de soins reste à jour.

L'intégration des thérapies alternatives dans un plan de soins global en cardiologie demande une approche soignée, personnalisée et basée sur des preuves. Elle offre l'opportunité d'adresser les besoins du patient de manière holistique, en considérant à la fois les aspects physiologiques et émotionnels de la santé cardiaque.

CONCLUSION

Les satisfactions et les défis du métier d'infirmier en cardiologie.

La profession d'infirmier en cardiologie est à la fois complexe et gratifiante. Comme dans de nombreux domaines de la santé, elle offre son lot de succès et de défis. Explorer ces aspects peut aider les futurs infirmiers à se préparer et à comprendre pleinement ce qui les attend.

Satisfactions du métier :
- **Impact positif sur la vie des patients :** Aider les patients à naviguer à travers leur parcours cardiaque, qu'il s'agisse de prévention, de traitement ou de réhabilitation, est extrêmement gratifiant.
- **Travail d'équipe :** Collaborer étroitement avec une équipe multidisciplinaire (cardiologues, chirurgiens, autres infirmiers, kinésithérapeutes) offre une expérience d'apprentissage et de soutien.
- **Évolution constante du domaine :** La cardiologie est un champ qui évolue rapidement avec de nouvelles recherches, techniques et technologies. Être à la pointe de ces innovations est passionnant.
- **Formation continue :** Il y a toujours des opportunités d'apprendre, que ce soit par le biais de formations, d'ateliers ou de conférences.
- **Reconnaissance professionnelle :** Recevoir des remerciements de la part des patients et de leurs familles ou être reconnu par ses pairs pour son travail a un impact positif sur le moral.

<u>Défis du métier :</u>

- **Charge émotionnelle :** La cardiologie peut impliquer des situations de vie ou de mort, et gérer ces moments intenses peut être difficile émotionnellement.
- **Charge de travail élevée :** Les unités cardiaques peuvent être très chargées, avec de nombreux patients nécessitant des soins complexes.
- **Exigences physiques :** Les longues heures debout, le transfert de patients ou l'utilisation d'équipements lourds peuvent être exigeants physiquement.
- **Stress :** En raison de la nature critique de la cardiologie, il peut y avoir des situations de stress intense, en particulier lors de situations d'urgence.
- **Exigence de mise à jour continue :** Bien que l'évolution constante du domaine soit passionnante, elle exige également que les professionnels se tiennent constamment informés.
- **Communication difficile :** Communiquer des diagnostics sérieux, gérer les attentes des patients ou traiter avec des familles inquiètes peut être difficile.
- **Confrontation à la fin de vie :** Même avec les meilleurs soins, tous les patients ne récupèrent pas. Gérer le décès et le processus de deuil peut être un aspect éprouvant du métier.

Le rôle de l'infirmier en cardiologie est essentiel dans le parcours de soins des patients cardiaques. Bien qu'il comporte de nombreux défis, les satisfactions et les impacts positifs qu'il offre en font un métier enrichissant et vital. La clé pour les infirmiers est de trouver un équilibre, de chercher un soutien quand nécessaire et de se rappeler continuellement de l'importance cruciale de leur rôle.

L'importance de la passion et de l'engagement dans cette spécialité médicale.

La cardiologie, comme de nombreuses autres spécialités médicales, nécessite non seulement un savoir-faire technique et une connaissance approfondie, mais aussi un dévouement et une passion authentiques. La passion et l'engagement sont des composants essentiels qui peuvent déterminer le succès d'un professionnel de la santé, la qualité des soins aux patients et l'épanouissement personnel. Voici pourquoi ces deux éléments sont particulièrement cruciaux dans le domaine de la cardiologie :

1. La Complexité de la Cardiologie :
La cardiologie est un domaine en constante évolution, avec de nouvelles recherches, techniques et traitements émergeant régulièrement. Avoir une passion pour la spécialité peut motiver les professionnels à rester à jour et à continuer à apprendre tout au long de leur carrière.

2. Les Enjeux Sont Élevés :
Les maladies cardiaques sont l'une des principales causes de décès dans le monde. La gravité potentielle des affections cardiaques exige des professionnels non seulement une compétence technique, mais aussi un profond engagement envers chaque patient.

3. Les Relations avec les Patients :
La relation entre un patient cardiaque et son infirmier ou médecin est souvent de longue durée. La passion et l'engagement permettent d'établir des liens solides et de confiance, essentiels pour le suivi et le bien-être du patient.

4. L'Impact Émotionnel :
Face à des situations souvent stressantes et à des décisions de vie ou de mort, l'engagement profond envers

la profession aide les professionnels à naviguer dans ces moments difficiles tout en offrant les meilleurs soins possibles.

5. La Dynamique d'Équipe :
La cardiologie est collaborative. Travailler avec une équipe multidisciplinaire nécessite une communication ouverte et un dévouement commun aux soins des patients. L'engagement personnel renforce l'unité et la collaboration de l'équipe.

6. L'Éthique Médicale :
La passion et l'engagement renforcent l'éthique médicale, assurant que chaque décision est prise dans le meilleur intérêt du patient.

7. La Satisfaction Professionnelle :
La passion pour son travail alimente la motivation quotidienne, offrant une plus grande satisfaction professionnelle, malgré les défis rencontrés.

Dans la cardiologie, comme dans de nombreux autres domaines médicaux, la technique et la connaissance sont fondamentales. Cependant, sans passion et engagement, il est difficile d'atteindre l'excellence, d'établir des liens profonds avec les patients ou de rester motivé face aux défis constants. Ces qualités intangibles sont souvent les piliers qui soutiennent les professionnels de la santé tout au long de leur carrière, les aidant à faire une différence significative dans la vie de leurs patients.

GLOSSAIRE DES TERMES MÉDICAUX.

Un glossaire des termes médicaux en cardiologie serait un ajout précieux pour les lecteurs, en particulier ceux qui sont nouveaux dans le domaine. Voici une liste non exhaustive de certains termes médicaux courants en cardiologie et leurs définitions :

- **Arythmie** : Perturbation du rythme cardiaque normal, qu'il soit trop rapide, trop lent ou irrégulier.
- **Angiographie** : Examen radiologique des artères après injection d'un produit de contraste pour visualiser les possibles obstructions ou anomalies.
- **Angioplastie** : Technique utilisée pour dilater une artère obstruée à l'aide d'un ballonnet.
- **Anticoagulant** : Médicament qui empêche la coagulation du sang, réduisant ainsi le risque de thrombose.
- **Athérosclérose** : Épaississement et durcissement des artères dû à la formation de plaques d'athérome (dépôts graisseux).
- **Cardiomyopathie** : Maladie du muscle cardiaque qui affecte la capacité du cœur à pomper le sang.
- **Défibrillateur** : Appareil utilisé pour administrer un choc électrique au cœur dans le but de rétablir un rythme cardiaque normal.
- **ECG (Électrocardiogramme)** : Enregistrement de l'activité électrique du cœur.
- **Échocardiographie** : Technique d'imagerie qui utilise les ultrasons pour visualiser la structure et la fonction du cœur.
- **Endocardite** : Inflammation de la paroi interne du cœur, souvent due à une infection.
- **Hypertension** : Pression artérielle anormalement élevée.

- **Infarctus :** Nécrose d'une partie du muscle cardiaque due à un manque d'apport en oxygène, généralement causé par une obstruction d'une artère coronaire.
- **Ischémie :** Diminution ou arrêt de la circulation sanguine dans une partie du corps, souvent due à une obstruction artérielle.
- **Myocarde :** Muscle cardiaque.
- **Péricarde :** Membrane qui entoure le cœur.
- **Stent :** Petit dispositif tubulaire utilisé pour maintenir l'ouverture d'une artère après une angioplastie.
- **Valvulopathie :** Maladie affectant une ou plusieurs des valves cardiaques.
- **Vasodilatateur :** Médicament qui dilate les vaisseaux sanguins, augmentant ainsi le flux sanguin.
- **Ventricule :** L'une des deux grandes chambres du cœur qui expulse le sang dans la circulation.

Ce glossaire n'est qu'une introduction aux nombreux termes utilisés en cardiologie. Pour un livre destiné à être une référence complète sur le sujet, une liste plus exhaustive serait nécessaire, couvrant un éventail plus large de termes, y compris ceux relatifs aux nouvelles technologies et aux avancées récentes dans le domaine.

RESSOURCES SUPPLÉMENTAIRES : LIVRES, SITES WEB, ASSOCIATIONS PROFESSIONNELLES.

Livres :
- **"La Cardiologie pour les Nuls"** : Un guide accessible pour les novices souhaitant comprendre les bases de la cardiologie.
- **"Oxford Handbook of Cardiology"** : Un manuel concis couvrant la majeure partie des problèmes cardiaques.
- **"Manuel de soins en cardiologie"** : Cible spécifiquement les professionnels de santé et couvre les pratiques de soins courantes en cardiologie.

Sites web :
- American College of Cardiology (ACC) : www.acc.org
  - Un site reconnu mondialement offrant des ressources, des lignes directrices et des actualités sur la cardiologie.
- European Society of Cardiology (ESC) : www.escardio.org
  - Une organisation professionnelle qui offre des ressources, des conférences et des actualités pour les cardiologues en Europe.
- **CardioSmart** : www.cardiosmart.org
  - Un site géré par l'ACC, offrant des informations aux patients sur les maladies cardiaques et leur prise en charge.

Associations professionnelles :
- **Société Française de Cardiologie (SFC)** : Pour les professionnels français, la SFC offre des ressources, des conférences et des opportunités de formation continue en cardiologie.

- **Canadian Cardiovascular Society (CCS)** : L'organisation nationale pour les cardiologues au Canada.
- **The Cardiac Society of Australia and New Zealand (CSANZ)** : L'organisation principale pour les professionnels de la cardiologie en Australie et en Nouvelle-Zélande.
- **International Society of Cardiology (ISC)** : Une organisation mondiale dédiée à la promotion de la connaissance et des soins dans le domaine de la cardiologie.

Ces ressources représentent seulement un échantillon des nombreuses disponibles. Je ne saurai que trop vous conseiller à rechercher et trouver des ressources locales ou spécifiques à votre région, ainsi qu'à vérifier régulièrement les mises à jour et les nouvelles publications.

Retrouvez chacun de mes livres publiés sur Amazon sur le lien suivant :

https://www.amazon.fr/dp/B0CP8T3K57

Pour un prix unitaire beaucoup plus intéressant, vous pouvez également acheter l'intégralité de mes livres en format e-books (pdf) sur le site internet suivant :

http://espaceformation-ide.com

Avec toute ma considération…

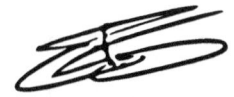